AF396241

MANUEL PRATIQUE

DE

BACTÉRIOLOGIE

Dr PETIT ET G. BORNE

MANUEL PRATIQUE

DE

BACTÉRIOLOGIE

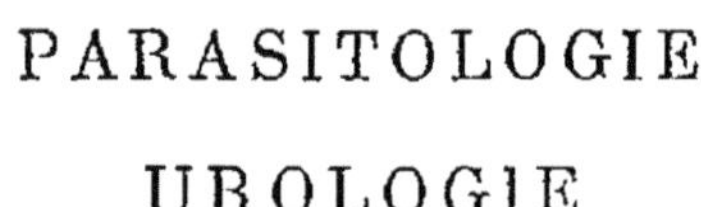

PARASITOLOGIE

UROLOGIE

ANATOMIE PATHOLOGIQUE

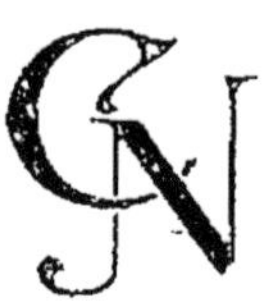

PARIS

C. NAUD, ÉDITEUR

3, RUE RACINE, 3

1902

INTRODUCTION

Nous avons essayé de réunir dans ce Manuel, aussi brièvement que possible, toutes les matières qui sont actuellement inscrites au programme du 3e examen pratique (2e partie).

Dans le premier livre, nous avons rappelé à grands traits la *Technique générale microbiologique* que nous supposons connue ; nous avons insisté un peu sur chaque bacille en signalant ses caractères principaux.

Nous nous sommes efforcés, dans le second livre, de résumer le plus clairement possible toutes les données les plus récentes ayant trait aux *Parasites animaux et végétaux*.

Dans le troisième livre, nous avons résumé les *Principes d'analyse* les plus simples et les plus souvent employés pour l'examen des *urines*. Nous avons esquissé l'examen du *sang*, du *pus*, des *crachats*. Nous avons exposé rapidement les *Procédés de cyto-diagnostic* et le *Chimisme gastrique normal et pathologique*.

Dans le dernier livre, nous avons insisté à dessin sur la *Technique des autopsies*. Nous avons résumé à très gros traits l'*Anatomie pathologique* et les grosses lésions des organes seuls que nous avons vu présenter le plus souvent à cet examen pratique.

Nous pensons ainsi être utiles aux candidats à cet examen nouveau, en leur donnant des idées sur toutes les questions qui pourront leur être posées ; en leur évitant surtout des travaux de bibliographie dans des traités complets et disséminés.

Peut-être serons-nous lus par les étudiants en général, qui trouveront ici, résumés bien succinctement, les divers éléments nécessaires à la pratique du laboratoire et de l'amphithéâtre.

Paris, novembre 1901.

LIVRE I

BACTÉRIOLOGIE

TECHNIQUE GÉNÉRALE MICROBIOLOGIQUE

STÉRILISATION

Est absolument nécessaire pour tous les instruments employés en pratique bactériologique. Elle devra être faite à chaque manipulation, avant et après.

STÉRILISATION DES PETITS INSTRUMENTS. — (Aiguilles, pinces, pipettes, baguettes de verre, scalpels, etc.).

Flambage à l'alcool, stérilisation au rouge avec le bec Bunsen, flambage rapide sur une flamme chaude.
Ebullition à 100°. Etuves. Four de Pasteur.

STÉRILISATION DES GROS INSTRUMENTS. — (Tubes de verre, capsules, ballons, récipients à cultures, matras, etc.).

Four Pasteur, où l'on maintient les objets à stériliser 30 ou 40 minutes à 180° pour une parfaite stérilisation ;
Autoclave de Chamberland ;
Stérilisateur à air chaud de Salomonsen ;
Stérilisateur à vapeur de Koch.

STÉRILISATION DE L'OUATE ET DES PAPIERS. — Se fait par le chauffage continu à 60° ou 65°, jusqu'à ce que l'ouate et le papier commencent à jaunir ; on répète cette manœuvre pendant trois ou quatre jours.

STÉRILISATION DES LIQUIDES. — On se sert de ballons stérilisés spéciaux, à col allongé, qu'on ferme à la lampe après introduction du liquide.

Procédé du bain-marie à 60°, pendant 1 ou 2 heures et 7 ou 8 jours consécutifs (chaudière de Wiesnegg).

Stérilisation par filtration (filtres de Chamberland, de Kitasato).

INSTRUMENTS NÉCESSAIRES EN BACTÉRIOLOGIE

Pour le prélèvement des produits. — AIGUILLES DE PLATINE, montées sur tiges de verre, de différentes longueurs et épaisseurs.

PIPETTES DE PASTEUR. — Ce sont de simples tubes de verre effilés ; l'extrémité du tube étant oblitérée par un tampon d'ouate, on aspire directement les produits à prélever, la partie effilée plongeant dans les tissus ; on ferme ensuite l'extrémité effilée à la lampe.

TAMPONS. — Montés sur de minces baguettes de bois : servent à récolter directement les produits tels que fausses membranes, pus concret, etc. ; ils servent aussi à essuyer les cavités naturelles.

TUBES DE VERRE. — Simples tubes à essai où l'on placera, pour les isoler avant l'examen, pipettes, tampons, etc.

SERINGUE DE STRAUS. — Avec aiguilles de platine

de longueurs différentes. Sert à faire les ponctions, à prélever les produits liquides, sang, pus, à ponctionner des organes tels que le poumon, la rate.

Pour les cultures. — Étuves et appareils de stérilisation. Tubes à essai bouchés avec des tampons d'ouate.

Matras de Pasteur, cristallisoirs, bocaux et boîtes de verre, plateaux.

Fils de platine, aiguilles, pipettes.

Pour les inoculations. — Appareils de contention pour les animaux.

Substances nécessaires à la désinfection et à l'antisepsie de la peau.

Pipettes, aiguilles, seringues de Straus.

Pour l'examen direct. — Microscope avec objectif à immersion, à grossissement variant de 200 à 5.000 fois ; lames et lamelles, fils, aiguilles de platine, pinces à lamelles, verres de montre, godets en cristal, chevalets de platine pour chauffage des préparations.

Solutions colorantes.

Alcool absolu à 90°.

Alcool et éther à parties égales, éther sulfurique.

Chlorhydrate d'ammoniaque à 2 p. 100.

Huile à immersion, beaume de Canada.

PRÉLÈVEMENT DES PRODUITS

Sur le vivant.

Exsudats solides. — CRACHATS. — Sont récoltés directement dans le crachoir du malade, de préférence le matin.

Pus concret. — Est recueilli avec les tampons montés sur baguettes. Il en est de même pour les fausses membranes.

Exsudats liquides. — Sang. — Voir article *Sang* (p. 153).

Urine. — On emploie une sonde ordinaire bien stérilisée, après antisepsie minutieuse du méat urinaire avec l'alcool et l'éther. On recueille l'urine dans des récipients stérilisés.

Pus. — On le ponctionne avec la seringue de Straus : il en est ainsi des liquides d'ascite, de péritonite, de pleurésie.

Ponctions d'organes. — Poumons. — Après antisepsie rigoureuse de la peau, ponctionner avec la seringue de Straus le tissu pulmonaire, entre deux espaces intercostaux, au niveau des lobules malades.

Rate. — Ponction directe, de profondeur moyenne. La pratique des ponctions d'organe est assez délicate ; on aura à la faire le moins souvent possible. Toutes les manipulations de ponctions doivent être faites après une antisepsie rigoureuse des surfaces cutanées.

Dans les autopsies. — Les exsudats solides et liquides seront recueillis comme sur le vivant.

Les liquides qui circulent en liberté dans le péritoine ou les plèvres, par exemple, seront récoltés les premiers, ceux qui sont en cavité close seront retirés ensuite.

MILIEUX DE CULTURES

Se rappeler que les bacilles aérobies devront être

cultivés dans les milieux où pénétrera l'oxygène, les anaérobies dans les milieux isolés et à l'abri de l'air.

Nous n'indiquerons que les milieux employés de préférence.

Milieux liquides. — Bouillons (de bœuf, veau, cheval). On hache 500 grammes de viande maigre, privée de tendons et d'aponévroses, on ajoute 100 grammes d'eau et on laisse macérer 24 heures dans un lieu frais. On filtre sur un torchon, on exprime par torsion. Après filtration, on ajoute de l'eau pour ramener le volume à 1.000 centimètres cubes. On place le tout dans un récipient, après avoir ajouté, pour un litre, 10 grammes de peptone et 5 grammes de sel marin. On chauffe à l'autoclave à 125° pendant 15 minutes pour un litre. On filtre, on alcalinise avec une solution de soude à 1/10. On arrête d'ajouter la soude quand le papier rouge de tournesol vire au bleu. On chauffe alors le bouillon pendant 10 minutes et à 125° à l'autoclave. Le liquide est trouble; on le filtre à chaud sur filtre Chardin.

Après refroidissement, on l'enferme dans les tubes où l'on veut le conserver, puis on oblitère les tubes à l'ouate. On les chauffe à 115° pendant 25 minutes à l'autoclave.

Sérums.—Petits animaux (cobayes, lapins, chiens). Pour recueillir le sérum de ces animaux en laboratoire, on rase la peau, on dénude une artère, la carotide par exemple, sur 4 ou 5 centimètres de longueur, on place des pinces à forcipressure sur les deux extrémités dénudées, on ponctionne l'artère avec un trocart fin. On lie le trocart sur l'artère, on enlève la pince du côté du cœur et on recueille la quantité de sang que l'on désire dans un ballon stérilisé.

GRANDS ANIMAUX (cheval, bœuf, âne). — On fait la ponction dans la jugulaire de la même façon, et on recueille le sang dans un bocal que ferme un couvercle percé d'un trou pour le passage de la sonde.

A signaler encore, comme milieux liquides, le *lait*, l'*urine*, les *sérosités naturelles* (*humeur aqueuse, liquide céphalo-rachidien*), les *sérosités pathologiques* (*ascite, pleurésie*, etc.).

Milieux solides. — GÉLATINE. — On ajoute à 1 litre de bouillon préparé 7 grammes de gélatine « à l'Etoile ». On laisse fondre au bain-marie, en réaction alcaline, on bat deux blancs d'œuf dans un verre à expérience ; on les ajoute à la gélatine fondue.

On place le tout à l'autoclave à 115° pendant une minute ; il y a solidification de l'albumine, qui clarifie la gélatine. On filtre, on verse en tubes avec entonnoir long, pour que la gélatine tombe dans le fond du tube et n'adhère pas à ses parois. On stérilise à 105°, à l'autoclave, pendant 5 ou 10 minutes, on laisse reposer en position inclinée.

GÉLOSE. — On ajoute à 1 litre de bouillon préparé 12 gr. de gélose. On laisse fondre au bain-marie, on ajoute deux blancs d'œufs battus, en réaction alcaline. On place à l'autoclave à 115°, on filtre sur papier Chardin, on recueille dans les tubes. On stérilise à 115° à l'autoclave pendant 10 minutes, on laisse reposer en position inclinée.

POMME DE TERRE (procédé Roux). — On se sert de

tubes à essai portant un étranglement à leur tiers inférieur. On coupe des pommes de terre, qu'on a lavées
et brossées à l'eau distillée, on leur donne la forme
de prismes quadrangulaires de 5 à 8 centimètres de
long, on introduit le prisme dans le tube, on bouche
avec de l'ouate, on stérilise à 120° pendant 30 minutes :
le liquide sort de la pomme de terre et se rassemble
pendant la cuisson au fond du tube.

ENSEMENCEMENT DE CES MILIEUX POUR CULTURES AÉROBIES

On se sert de fils de platine montés sur baguettes
de verre et stérilisés au Bunsen.

On prélève le produit à ensemencer avec le fil, on
incline le tube qui contient la culture, on le débouche,
on sème en piqûres ou en stries sur les différents
milieux ; on opère rapidement, on rebouche le tube
avec de l'ouate après flambage.

On conserve les cultures en les isolant jusqu'à
l'examen.

ENSEMENCEMENT POUR CULTURES ANAÉROBIES

On prend une pipette de Pasteur stérilisée, on
l'étrangle sur chalumeau au-dessous du tampon d'ouate
qui l'oblitère.

On casse la pointe de la pipette, on la plonge dans
le bouillon ensemencé, on aspire dans la pipette de
façon à la remplir aux trois quarts.

On ferme la pointe de la pipette à la flamme, on fait
le vide par l'extrémité supérieure de la pipette, on
scelle à la lampe au niveau de l'étranglement, on met
à l'étuve le temps voulu.

ISOLEMENT DES BACILLES AÉROBIES

Le meilleur procédé est celui de Pétri.

Plaques de Pétri. — Ce sont des cristallisoirs en verre de Bohême de 1 à 2 centimètres de haut, avec couvercles s'adaptant.

Gélatine. — On stérilise les boîtes de Pétri au four Pasteur, on y verse le contenu liquéfié et ensemencé des tubes à essai, on bouche, par agitation on étale la gélatine sur le fond de la boîte, on la met à l'étuve à 22°.

En 3 ou 4 jours dans l'étuve à 22°, les colonies se développent.

Examen des plaques. — Se fait directement au microscope, avec un objectif faible. On reconnaît la colonie qu'on veut isoler, et, avec un fil de platine placé dans l'axe de l'objectif qui arrive juste au milieu de la colonie (on a toujours l'œil sur l'oculaire), on enlève cette dernière, on la réensemence dans un nouveau tube par les procédés connus.

Gélose. — On prépare les tubes de gélose, et, sur une boîte de Pétri, on verse un tube de gélose liquéfiée au bain-marie. On laisse solidifier un peu, avec une aiguille de platine chargée du produit à ensemencer on décrit des stries sur la gélose. On porte la boîte à 37°. Les colonies se développent surtout sur les premières stries, on les isole comme précédemment pour réensemencer.

Milieux solides. — On prend un tube de gélatine stérilisée, on la porte à l'ébullition, on refroidit rapidement; quand la gélatine est redevenue solide, on l'ensemence par piqûre directe avec un fil de platine ; on plonge alors le tube dans un récipient d'eau froide, on y verse de la gélose liquéfiée qui, par refroidissement rapide, empêche le contact de l'air, en formant sur la gélatine un enduit protecteur. On ferme le tube à l'ouate stérilisée.

On pratique de même pour cultures de gélose.

Pomme de terre. — On prend un tube de Roux, sous l'étranglement duquel est fixé un tube d'arrivage ; on stérilise la pomme de terre comme précédemment pour cultures aérobies ; on ferme à la lampe l'extrémité supérieure du tube ; par le tube d'arrivage on fait le vide à plusieurs reprises dans le tube, on ferme sous le vide, à la lampe, le petit tube ; on porte ensuite à l'étuve le temps voulu.

ISOLEMENT DES BACILLES ANAÉROBIES

Le procédé de choix est celui du tube de Roux.

Dans un tube à essai, terminé par une extrémité plus étroite à partir du tiers supérieur, on verse, avec un entonnoir, un peu de gélatine, on ferme l'orifice du tube avec de l'ouate stérilisée, on laisse refroidir.

On liquéfie à basse température la gélatine, on ensemence avec l'aiguille de platine. On bouche de nouveau à l'ouate qu'on enfonce dans le tube, on flambe et on étrangle le tube au-dessus et au-dessous de l'ouate, on fait le vide à plusieurs fois dans le tube, on lave à l'hydrogène, on scelle au-dessus de l'ouate, on termine en enroulant la gélatine sur les parois du tube.

Pour les examens, il faudra couper le tube au niveau d'une des parties étranglées.

INOCULATIONS AUX ANIMAUX

Choisir toujours l'animal de choix réceptif.

En laboratoire, on se sert de cobayes, lapins, souris, chiens.

Il existe des moyens de contention spéciaux pour chaque animal.

Pour les petits animaux, souris, etc., on se sert d'une pince-clan à kyste de l'ovaire, on la fixe sur la nuque de l'animal, on fixe l'animal lui-même sur le dos de la pince.

Les cobayes et les lapins sont fixés sur des planches par les quatre membres.

Les moyens de contention du chien sont tout à fait spéciaux.

INOCULATIONS. — On fait l'antisepsie rigoureuse de la peau après l'avoir rasée.

On fait l'inoculation avec la pipette ou la seringue.

Pour la souris, l'endroit de choix est la peau du dos, la racine de la queue; pour le lapin, la peau des cuisses et du ventre.

Les inoculations intra-veineuses se font, pour le lapin, dans la veine marginale de l'oreille, pour le chien dans la saphène, pour le cobaye dans la jugulaire.

A signaler, pour mémoire, les inoculations intra-péritonéales avec la seringe de Straus et des aiguilles courbes spéciales; les inoculations dans les voies respiratoires et digestives.

EXAMEN MICROSCOPIQUE

Cet examen se fait à l'état frais sans coloration

préalable ou avec coloration soit à l'état frais, soit en cultures.

On stérilise les instruments comme il est indiqué.

Les lames et lamelles qui ont servi sont bouillies pendant 15 minutes dans une solution de carbonate de soude à 4 p. 100.

Elles sont lavées pendant 30 minutes à l'ébullition dans une solution d'acide sulfurique à 10 p. 100, puis passées à l'alcool après dessiccation.

Pour celles qui n'ont pas servi, on se contente de les laver à l'alcool à 90° et de les passer plusieurs fois de suite dans la flamme d'un Bunsen.

1° EXAMEN SANS COLORATION

Examen direct. — PRODUITS LIQUIDES. — On les étale sur la lame porte-objet (une goutte suffit), on recouvre cette goutte d'une lamelle qui l'étale ; l'excès de liquide sortant sur les bords de la lamelle est essuyé avec soin.

PRODUITS SOLIDES. — On porte une toute petite parcelle de ces produits avec l'aiguille de platine dans une goutte de sérum ou d'eau distillée ; on opère comme précédemment.

2° EXAMEN AVEC COLORATION

Permet de découvrir les bacilles qui pourraient rester invisibles.

A L'ÉTAT FRAIS. — On prépare les produits comme on l'a indiqué plus haut, on ajoute à la préparation une goutte de substance colorante, on recouvre de la lamelle, on examine.

APRÈS DESSICCATION. — On étale sur la lamelle le produit à examiner, on fait sécher rapidement à air libre ou en passant dans la flamme d'un Bunsen, en ayant soin de tourner en haut la surface de la lamelle qui contient la préparation.

On laisse tomber avec un compte-gouttes une goutte de solution colorante, on laisse sécher 3 minutes, on lave à l'eau distillée avec une pissette on pose la lamelle sur lame et on examine.

CONSERVATION DES PRÉPARATIONS. — On dessèche la lamelle à air libre ou par la chaleur; après évaporation de l'eau, on met sur le centre de la préparation une goutte de beaume de Canada dissous dans le xylol; on monte la lamelle sur lame, on chasse toutes les bulles d'air.

Les préparations peuvent ainsi être conservées plusieurs mois.

Colorations. — Weigert a découvert que les bacilles fixaient énergiquement les couleurs d'aniline.

Les couleurs d'aniline employées sont acides ou basiques. Les couleurs basiques ont la propriété de colorer les noyaux des cellules ; les couleurs acides colorent toute la cellule. On se servira donc de préférence des couleurs basiques.

Couleurs basiques.	*Couleurs acides.*
Fuchsine.	Acide picrique.
Bleu de méthylène.	Eosine.
Violet de méthyle.	Fluorescine.
Violet de gentiane.	Purpurine.
Cristal violet.	Safranine.
Vésuvine.	Tropéoline.

Solutions phéniquées. — Solution de Ziehl :

Fuchsine.	1 gr.
Alcool à 90°	10 »
Eau phéniquée à 5 p. 100. . .	100 »

Solution de Kühne.

Bleu de méthylène.	1 gr.
Alcool à 90°	10 »
Eau phéniquée à 5 p. 100 . .	100 »

Solution de Lœffler (alcaline) :

Solution saturée alcoolique de bleu de méthylène.	30 cmc
Solution de potasse caustique à 1 p. 100.	100 »

Solution de violet de gentiane :

Violet de gentiane	1 gr.
Alcool à 90°.	10 cmc
Eau distillée	100 »

Ces quatre solutions suffisent en général pour toutes les préparations.

Méthode de Gram. — Découverte par Gram, cette méthode permet de diviser les bacilles en deux classes.

Certains bacilles traités par la méthode restent colorés malgré les dissolvants : on dit qu'ils « prennent le Gram ». Les autres se décolorent facilement avec les dissolvants on dit qu'ils « ne prennent pas le Gram ».

Solutions employées. — Solution d'Ehrlich :

Solution alcoolique de violet de
gentiane . . . .   1 cmc
Alcool absolu   1   »
Eau saturée d'aniline.   10   »

On fera le mélange au moment de s'en servir; on
aura ainsi une solution alcoolique saturée de violet de
gentiane qui se conservera indéfiniment.

Solution de Lugol. — C'est la seconde solution qui
permettra de fixer le Gram :

Iode en paillettes . . . .   1 gr.
Iodure de potassium. . . . .   2 »
Eau distillée . . . .   3oo cmc

On se sert parfois d'une troisième solution pour
colorer les fonds :

Eosine . . . .   o gr. 5o
Alcool à 60° . . . .   1oo cmc

Cette solution s'emploie après la coloration au Gram ;
on mettra ainsi plus facilement au point sur le fond
qui sera coloré en rose.

Manuel opératoire. — On suppose un microbe qui
prend le Gram. On verse sur lamelle chargée du
violet de gentiane aniliné qu'on laisse en contact 1 ou 2
minutes. On obtient ainsi une teinte foncée de violette; on verse ensuite la 2ᵉ solution qu'on fait agir le
même temps; on la renouvelle 2 ou 3 fois.

On laisse tomber avec la pissette de l'alcool absolu sur la lamelle : les matières colorantes sont ainsi entraînées ; après lavage à l'eau, les microbes apparaissent sous le microscope colorés en violet noir ; si l'on fait agir la solution d'éosine, on obtient un fond rosé qui fera ressortir les bacilles.

Dans le cas d'organismes qui ne prennent pas le Gram on obtient une décoloration complète par l'alcool au cours des opérations indiquées.

Méthode de Gram modifiée par Nicolle. — Le violet phéniqué remplace ici la solution d'Ehrlich.

La solution de Lugol est plus forte.

L'alcool acétone remplace l'alcool simple.

On plonge 5 à 10 secondes la préparation bien fixée dans un bain composé de :

Solution saturée de violet de gentiane dans alcool à 90°. . . . . . . 10 cmc
Eau phéniquée à 1/100 . . . . . . 100 »

On plonge ensuite, sans laver, de 3 à 6 secondes dans le Lugol fort.

On décolore par l'alcool acétone.

On lave, on déshydrate et on monte la préparation.

COLORATION DES SPORES. — Les spores traitées par les méthodes précédentes restent incolores.

Pour double coloration. — On passe une dizaine de fois la lamelle sur la flamme.

On laisse ensuite la préparation une heure dans la solution chaude de fuchsine anilinée d'Ehrlich.

On lave, on décolore dans une solution composée
de

> Alcool.   75
> Acide chlorhydrique   25

On recolore dans une solution aqueuse saturée de
bleu de méthylène, on lave, on sèche.

On obtient ainsi les spores en rouge, et les bacilles
en bleu.

Pour triple coloration. — On laisse séjourner 2 minutes dans l'alcool absolu ;

3 minutes dans l'acide chromique à 5 p. 100 ;

1 minute dans le Ziehl chaud.

On lave ; on laisse 10 secondes dans de l'acide sulfurique à 5 p. 100,

1 minute dans une solution aqueuse de bleu.

On colore le fond de la préparation et on obtient
ainsi une triple coloration des spores, des bacilles, du
fond.

COLORATION DES CILS. — Les bacilles mobiles présentent des cils parfois difficiles à voir.

On emploiera toujours des cultures solides diluées
avec des microbes espacés les uns des autres.

Procédé d'Ermenghen (le meilleur). — On laisse
la lamelle à froid pendant 30 minutes dans le bain
suivant :

> Acide osmique à 2 p. 100. .   1 cmc
> Tanin à 10 ou 25 p. 100. . .   2 »
> Acide acétique . . . .   IV gouttes.

On lave à l'eau et on passe 5 ou 10 secondes dans le
nitrate d'argent à 0,5 p. 100.

On place ensuite dans un bain réducteur de :

Acide gallique	5 gr.
Tanin	5 »
Acétate de soude fondu . . .	10 »
Eau distillée	350 »

On repasse encore dans le nitrate d'argent, puis dans le bain réducteur, on lave, on sèche ; les cils apparaissent colorés.

BACILLES QUI PRENNENT LE GRAM

BACILLES DE LA TUBERCULOSE

Procédés d'examen. — Nous insistons sur le manuel opératoire et l'examen du bacille de Koch, car

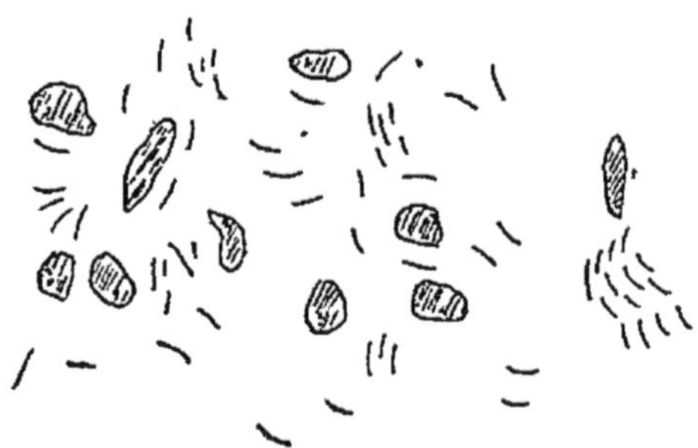

Fig. 1. — Bacilles tuberculeux dans un crachat.

c'est celui qu'on aura le plus souvent à rechercher en pratique.

On pourra se servir de cette méthode comme schéma pour les autres bacilles.

On se sert, pour l'examen, de crachats expectorés pendant la nuit et recueillis le matin.

On choisit dans les crachats les parties verdâtres et très épaisses.

On étale sur une lamelle, avec un fil de platine stérilisé, une partie infime du crachat, on flambe à nouveau le fil de platine pour éviter de répandre le bacille dans son entourage.

On étale ensuite avec une deuxième lamelle par frottement sur la première.

On fixe à la flamme ou à l'alcool-éther, en ayant soin de se servir de la pince à lamelle, en mettant l'index du côté de la lamelle où est étalée la préparation à examiner.

La fixation à la flamme s'effectue en passant trois fois de suite la lamelle dans un bec Bunsen, sans rôtir les éléments.

La fixation à l'alcool-éther est moins rapide mais plus sûre : on verse sur la préparation quelques gouttes d'alcool-éther qui s'évaporent rapidement.

La fixation opérée, on colore.

Coloration. — La meilleure est celle de Ziehl.

On filtre le bain de Ziehl, on le met dans un verre de montre, on laisse tremper la lamelle à chaud dans ce bain pendant dix minutes.

Le bain qu'on échauffe sur un chevalet en platine ne doit pas arriver à l'ébullition. On laisse refroidir, on retire la lamelle, l'index de la pince du côté de la préparation, on lave à grande eau.

On décolore à fond avec du chlorhydrate d'aniline, qu'on ne doit pas laisser agir plus de dix secondes.

On verse ensuite sur la lamelle de l'alcool à 90° jusqu'à décoloration complète de la préparation.

On lave une deuxième fois à grande eau.

On fait une seconde coloration avec du bleu de

méthylène qui s'empare des bacilles autres que ceux de Koch, et les colore en bleu. On sèche la préparation, on la monte avec du baume de Canada, on examine.

Habitat. — Dans l'air, les poussières des agglomérations ; chez l'homme sain, isolé ; dans tous les produits tuberculeux humains et animaux.

Animaux réceptifs. — Presque tous les animaux domestiques, même les oiseaux.

L'animal de choix est le cobaye ou le lapin.

Inoculations. — INOCULATION SOUS-CUTANÉE. — Forme un nodule tuberculeux avec abcès consécutif. Tuméfaction des ganglions voisins. L'animal meurt en 2 ou 3 mois de cachexie tuberculeuse.

A l'autopsie, rate énorme, jaunâtre, avec granulations. Le foie et le poumon ont des lésions analogues.

INOCULATION PÉRITONÉALE. — Provoque la mort en 3 ou 4 semaines avec les mêmes lésions.

INOCULATION INTRAVEINEUSE. — Mort en 15 jours ; l'inoculation intrapulmonaire détermine une pneumonie caséeuse et la mort en 10 jours ; les lésions, à l'autopsie, sont toujours les mêmes.

Cultures. — BOUILLON GLYCÉRINÉ. — Dès le 15e jour, il se produit un voile sur la culture qui s'épaissit de plus en plus ; le bouillon reste toujours clair.

GÉLOSE ET SÉRUM. — La gélose glycérinée et le sérum solidifié sont excellents.

On ensemence à cet effet des tubes de sérum solidifié avec de la pulpe splénique d'un cobaye tuberculisé depuis 3 ou 4 jours.

A 38° à l'étuve, apparition de semis de grains ronds blanchâtres peu abondants. Après 5 ou 6 générations de culture, les semis confluent ; à la surface du sérum apparaît une couche mince, sèche, avec saillies verruqueuses, le tout formant une membrane blanchâtre crémeuse.

Morphologie. — L'examen se fera dans les crachats, les tissus et exsudats de l'individu soupçonné.

Ce bacille a la forme de bâtonnets de 2 à 5 μ de long, minces, droits, parfois incurvés. Coloré en rouge au milieu des autres bacilles coloriés en bleu.

Souvent il est parsemé d'espaces clairs.

Dans les crachats, il vit associé par groupes de 2 ou 3.

Dans les cultures il vit en amas.

Biologie. — La température idéale de développement est 37°.

La coloration par le Gram s'effectue en 24 heures.

Il résiste bien à la dessiccation, aux températures élevées ; dans les poussières et à l'air, il vit pendant plusieurs mois. Les antiseptiques ont beaucoup d'action sur lui.

En cultures, il résiste moins ; à 70° degrés, 10 minutes suffisent à la stérilisation ; à 100°, il est tué en 10 minutes.

Il produit une toxine de virulence moyenne.

BACTÉRIE CHARBONNEUSE

Découverte par Davaine.

Habitat. — Les liquides, les viscères (rate surtout) des individus morts du charbon.

Contage. — Les spores du charbon sortent avec les vers de terre, dans les endroits où sont enterrés les cadavres des animaux morts du charbon (champs

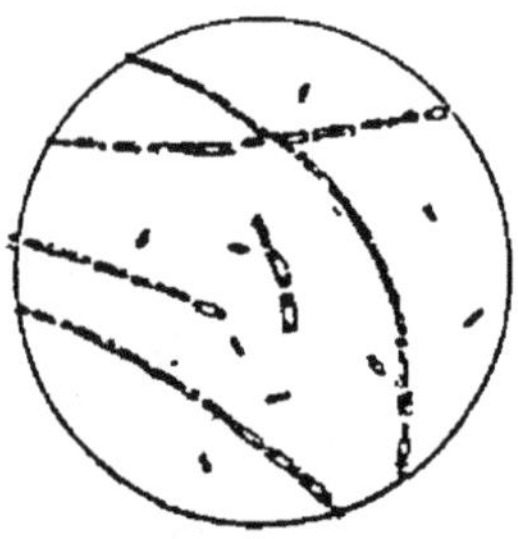

Fig. 2. — Charbon avec spores.

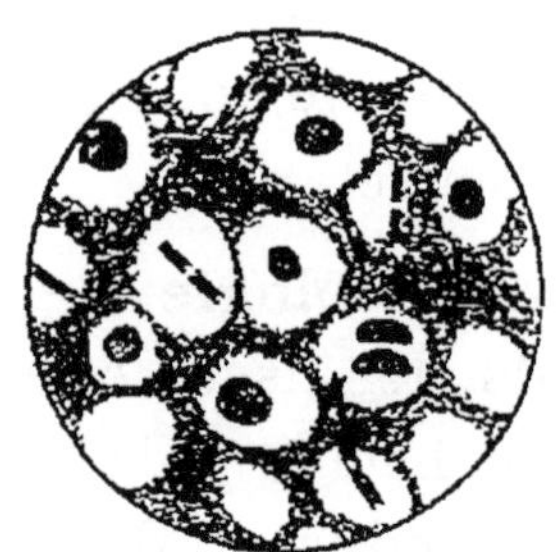

Fig. 3. — Bactérie charboneuse dans la rate.

maudits), ils se répandent à la surface du sol, sont absorbés avec les herbages par les herbivores.

Ces spores, qui existent aussi dans les poils et les peaux d'animaux morts du charbon, peuvent contaminer directement les ouvriers tanneurs, etc.

Animaux réceptifs. — Moutons, cobayes, lapins, bœufs, etc.

L'animal de choix est le cobaye.

L'inoculation sous-cutanée provoque la mort en 36 heures.

Il y a d'abord empâtement au point d'inoculation, avec œdème ; les ganglions se prennent et, en 3o heures, il y a des phénomènes généraux avec hypothermie. La mort s'effectue dans le coma.

Cultures. — Bouillon. — Est troublé par des flocons en quelques heures. En 3 ou 4 jours, précipité blanchâtre au fond du tube.

Gélatine. — Est liquéfiée en 5 ou 6 jours ; appa-

rition sur la culture d'un bâtonnet mat qui se développe avec prolongements.

Recherche. — Dans la lymphe, le sang et la pus-
tule maligne.

Morphologie. — Dans le sang, bâtonnets droits de
5 à 15 µ de long, de 1 à 1,5 µ de large, homogènes,
immobiles, parfois réunis deux à deux.

Dans les cultures, longs filaments ondulés, enchevêtrés après 24 ou 36 heures. En 48 heures ils se segmentent.

Biologie. — Le bacille ne produit pas de spores
dans l'organisme vivant ; le développement s'effectue
par scissiparité.

La température idéale est 37°.

A l'air il donne des spores entre 14 et 42°.

Privé d'air, il meurt.

La spore résiste à des températures de 90° et 100°
et à un manque d'oxygène.

BACILLE DE LA DIPHTÉRIE

Découvert par Klebs. Etudié par Lœffler.

Habitat. — Dans les fausses membranes.

Animaux réceptifs. — Cobayes, lapins, chiens,
poules, pigeons.

L'animal de choix est le cobaye.

L'inoculation sous-cutanée provoque la mort en
36 heures.

Il y a œdème gélatineux au niveau de l'inoculation,
avec présence du bacille dans cette région.

Cultures. —Bouillon.— Le bouillon de veau est le meilleur.

Le bouillon se trouble, il apparaît des grumeaux sur les parois du tube.

Le bouillon alcalin devient acide en 15 jours puis redevient alcalin.

Sérum et gélose. — En 18 heures, apparition de taches rondes (têtes d'épingles).

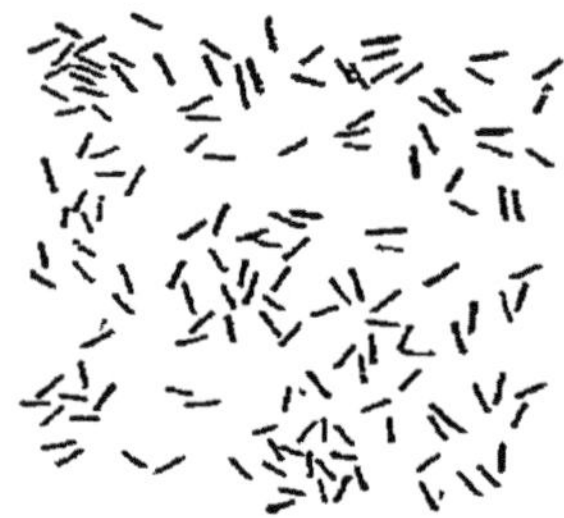

Fig. 4. Bacille de
la diphtérie.

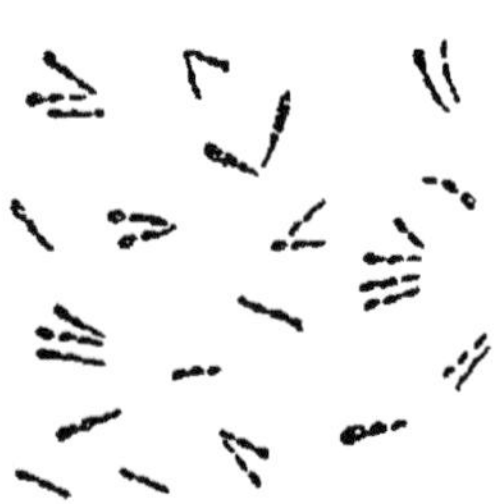

Fig. 5. Bacille de la diphtérie,
forme en massue.

Ces taches s'agrandissent en vieillissant jusqu'à avoir 5 millimètres de diamètre.

Morphologie. — On le recherche dans les fausses membranes recueillies sur les muqueuses ou dans les mucosités râclées au niveau des amygdales.

Bâtonnets droits légèrement incurvés ayant de 2,5 µ à 3 µ de long.

Extrémités arrondies plus larges que le centre (cornichon).

On en distingue de 3 dimensions :

Les bacilles courts (associés deux à deux);

Les bacilles moyens ;

Les longs pouvant avoir jusqu'à 5 µ.

Ils sont immobiles.

Biologie.— C'est à la fois un anaérobie et un aérobie.

La température idéale est 37°.

Les cultures liquides meurent à partir de 60°.

Les cultures solides sont plus résistantes.

Associations. — Très fréquentes ; les bacilles qui l'accompagnent le plus souvent sont le staphylocoque, le streptocoque, le bactérium coli.

BACILLE DE LA LÈPRE

Découvert par Hansen.

Habitat. — Dans tous les produits du lépreux; son siège est intra-cellulaire.

Animaux réceptifs. — Les inoculations de tous genres ont toujours échoué chez l'animal.

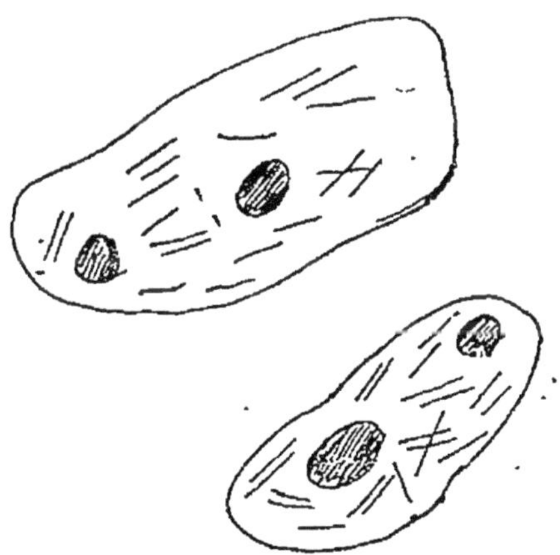

Fig. 6. — Cellules lépreuses.

Cultures. — Pour presque tous les auteurs il n'a pu être cultivé.

Morphologie. — La recherche se fera par les frottis de tissu lépreux.

Bacille qui, par sa forme et ses dimensions, rappelle celui de la tuberculose.

Il est fin, a de 5 à 6 µ. de long, est droit ou légèrement incurvé, avec parfois des extrémités renflées.

CARACTÈRES DISTINCTIFS

B. lépreux.	*B. tuberculeux.*
En grand nombre dans les cellules lépreuses.	En petit nombre dans les cellules tuberculeuses.
Se colore facilement par le Gram.	Prend le Gram très lentement.
Se colore par le Ziehl et l'Ehrlich.	Prend le Ziehl et l'Ehrlich.
Résiste longtemps aux solutions décolorantes.	Résiste moins aux solutions décolorantes.

Biologie. — La température idéale est 36°.

C'est un anaérobie ; son développement est très lent.

PNEUMOCOQUE

Découvert par Talamon-Fraenkel.

Habitat. — A l'état normal, dans la salive, les crachats, les fosses nasales.

En général, dans les crachats, le sang des pneumoniques et des malades atteints de toutes les complications possible de pneumonies.

Animaux réceptifs. — Souris, rats, lapins, moutons.

L'animal de choix est la souris.

Quand le pneumocoque est actif, l'injection péritonéale provoque une septicémie avec mort en 48 heures.

A l'autopsie, la rate est hypertrophiée, le sang noirâtre.

Cultures. — Bouillon. — A 37°, léger trouble en 24 heures, puis précipitation au fond du tube.

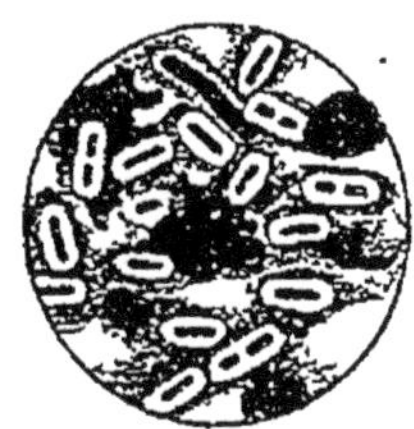

Fig. 7. — Pneumocoque encapsulé.

Gélose. Sérum. — A 37° et en 24 heures, colonies transparentes.

Coloration. — Est spéciale pour le pneumocoque et pour le pneumo-bacille.

Elle permet de voir aussi leurs capsules.

On laisse pendant 4 ou 5 secondes dans le violet de gentiane phéniqué.

On passe à l'alcool-acétone au tiers, on lave à l'eau, on examine.

Morphologie. — Petits grains lancéolés réunis deux à deux ou quatre à quatre. En grains d'orge ou en flammes de bougie, entourés d'une capsule colorable. Ils ont de 0,75 μ à 1,50 μ.

Dans les exsudats et cultures, ils se disposent en chaînettes droites ou incurvées.

Biologie. — C'est un aérobie facultatif.

La température idéale est 34°.

Les cultures meurent vite ; le microbe retrouve sa virulence en présence du proteus vulgaris.

STAPHYLOCOQUES PYOGÈNES

Les propriétés des staphylocoques pyogènes, blancs, dorés, citreus, sont les mêmes : on prendra comme type le staphylocoque doré.

Habitat. — Chez l'homme sain, à la surface de la peau, des muqueuses.

Dans l'air, les poussières, l'eau.

A l'état pathologique, dans le pus des abcès, des phlegmons, etc., dans les collections purulentes en

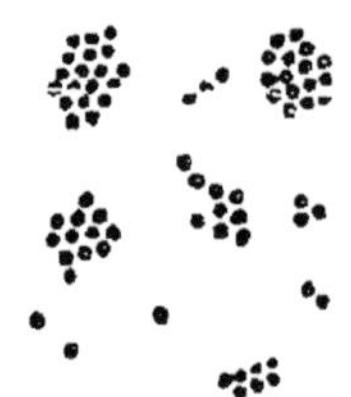

Fig. 8. — Staphylocoque doré.

général. Dans le sang des individus atteints d'infection généralisée. Dans les maladies suppurées.

Animaux réceptifs. — Lapins, cobayes, rats, souris, chiens, oies.

L'animal de choix est le lapin ou la souris. L'inoculation intra-péritonéale détermine en 24 heures une septicémie mortelle.

L'inoculation sous-cutanée provoque des abcès.

Cultures. — Bouillon. — Est troublé à 37° en 24 heures avec formation d'un précipité jaune.

Gélatine. — Est liquéfiée rapidement.

Gélose, Sérum. — Il se forme en 24 heures et à

37° de nombreuses colonies blanches arrondies se réunissant pour constituer une large plaque blanchâtre plus ou moins lisse.

Morphologie. — Petits coccis de 0,5 μ à 1 μ de diamètre, immobiles, isolés, associés deux à deux ou trois à trois en courtes chaînettes ou en amas de 10 à 30.

Biologie. — Anaérobie facultatif. La température idéale est 37°.

En culture, est détruit à 80° en un quart d'heure.

STREPTOCOQUE PYOGÈNE

Observé par Pasteur et Doléris dans les infections puerpérales, par Felheisen dans l'érysipèle.

Habitat. — Dans le pus, les lymphatiques, la peau des érysipélateux.

Dans les affections puerpérales.

A l'état normal, dans les cavités naturelles, la salive, la surface de la peau.

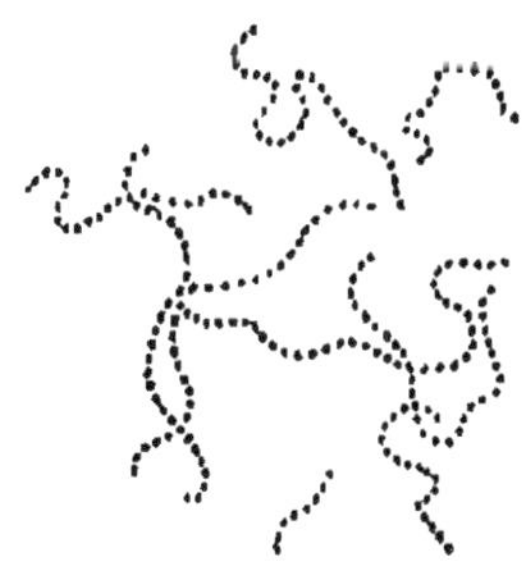

Fig. 9. — Streptocoque (Forme longue).

Animaux réceptifs. — Lapins, souris, cobayes.
L'animal de choix est le lapin.

L'injection sous-cutanée provoque l'érysipèle de la région ; quand le bacille est très virulent, il peut y avoir septicémie rapide et mort en 24 heures.

Cultures. — Bouillon. — En 12 heures, à 37°, le bouillon se trouble, il s'éclaircit en 3 ou 4 jours.

Production au fond du tube d'un dépôt floconneux.

Gélatine. — En piqûre, culture grêle en petits points blancs opaques, ronds, isolés.

La culture meurt rapidement en 5 jours.

Les cultures sur *gélose* et *sérum* meurent aussi rapidement.

Morphologie. — Se présente sous la forme de chaînettes.

Les bacilles ont de 0 μ 6 à 1 μ de diamètre.

En milieux liquides, ils se réunissent souvent au nombre de 30 ou 40 pour former colonie.

En milieux solides, la réunion des grains ne dépasse pas 6 ou 10.

Biologie. — Aérobie et anaérobie.

Sa virulence est exagérée par la présence du proteus vulgaris.

Sa température idéale est 37°.

A 58°, en une heure, il meurt en cultures.

A 100°, en quelques minutes, il meurt également.

Il est très sensible aux antiseptiques.

Associations. — Très fréquentes.

Les plus connues, sont les associations de staphylocoques, pneumocoques, etc.

BACILLE DU TÉTANOS

Découvert par Nicolaïer.

Habitat. — Dans la terre, les poussières, le fumier, le crottin, etc.

Contage. — Se transmet par souillures de boues,

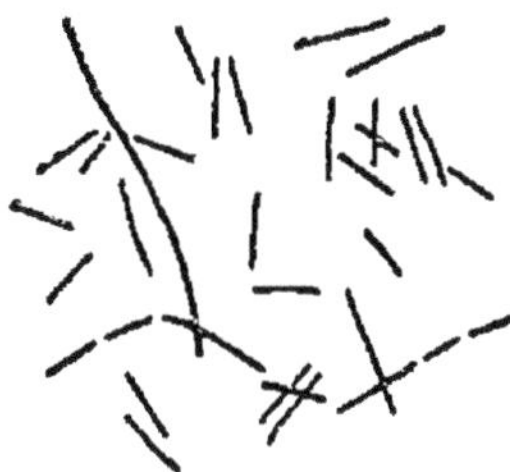

Fig. 10. — Bacille du tétanos, forme filamenteuse.

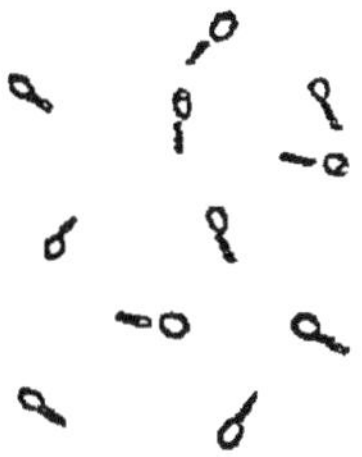

Fig. 11. — Bacille du
tétanos, forme sporulée.

chez l'homme et les animaux, au niveau de bles-
sures.

Animaux réceptifs. — Tous les animaux domestiques.

L'animal de choix est la souris.

L'inoculation sous-cutanée avec des cultures détermine la mort en 24 heures.

L'inoculation de boues souillée provoque des accidents à évolution lente ; la mort survient 48 heures
après le début des premiers accidents.

A l'autopsie, on trouve au point d'inoculation une
légère suffusion sanguine ; on y rencontre aussi le
bacille.

Cultures. — BOUILLON. — Trouble rapide en vase

clos ; précipité au fond du tube, avec dégagement d'odeur de corne brûlée.

GÉLATINE. — Est liquéfiée. En 6 jours, à 20°, il apparaît au fond du tube des points floconneux d'où partent à angle droit des aiguilles fines ; il se dégage de nombreuses bulles gazeuses.

Les cultures sur *gélose* et *sérum* ont les mêmes caractères.

Morphologie. — Récolté sur les plaies tétaniques, le bacille est fin, ressemble à une soie de sanglier ; il est doué de mouvements flexueux.

En cultures de 3 ou 4 jours, il est sporulé ; il a la forme de bâtonnets courts, grêles, portant à l'une des extrémités une petite sphère arrondie leur donnant l'aspect de baguettes de tambour.

Dans les vieilles cultures, le corps du bâtonnet se désagrège ; souvent les spores seules sont bien visibles ; il apparaît alors sous formes d'haltères.

Biologie. — Anaérobie. Les spores sont très résistantes.

En vase clos, elles résistent 6 heures à 80° ; 10 minutes à 120°.

Dans la terre, à l'abri de l'air, elles vivent pendant des mois.

VIBRION SEPTIQUE

C'est le bacille de la septicémie.

Habitat. — Dans les terres, les poussières, les boues, la vase des cours d'eaux ;
Dans l'intestin de l'homme.

A l'état pathologique dans les foyers de septicémie de gangrène gazeuse.

Animaux réceptifs. — Presque tous.
L'animal de choix est le cobaye.
L'inoculation sous-cutanée provoque la mort en

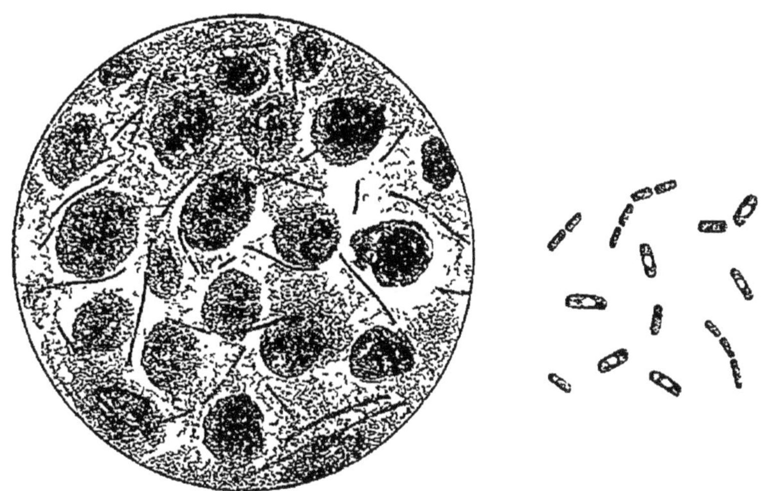

Fig. 12.
Vibrion septique.

Fig. 13. — Vibrion
septique avec spores.

12 heures. Le rat d'égout serait un des rares animaux réfractaires.

Cultures. — Le *bouillon* se trouble rapidement à 38° et en 24 heures, avec production de gaz en abondance et dégagement d'odeur infecte.

La *gélatine* est liquéfiée en 2 ou 3 jours.

Sur *gélose* on obtient également des cultures blanchâtres, nuageuses, avec dégagement gazeux et odeur fétide.

Morphologie. — Bacille ayant de 4 à 5 μ de long.

Sous forme de filament, il atteint de 15 à 30 µ.

Il est plus fin que le bacille du charbon, vit isolé ou réuni en chaînettes.

Sa forme est en bâtonnets droits, flexueux ou ondulés, à extrémités souvent arrondies aux angles. Il est mobile, possède de nombreux cils.

Biologie. — Anaérobie.

Les bacilles non sporulés meurent à 60° au contact de l'air.

Les antiseptiques ont sur lui peu d'influence.

La virulence est grande quand il est sporulé.

Il prendrait le Gram, en employant le violet phéniqué de gentiane qu'on laisse agir 5 ou 10 minutes avant d'employer le Lugol.

BACILLES QUI NE PRENNENT PAS LE GRAM

BACTÉRIUM COLI

Décrit pour la première fois par Escherich.

Habitat. — Chez l'homme sain, dans l'intestin.

A l'état pathologique, dans les entérites, épidémies de dysenterie ; dans les péritonites avec ou sans perforation, hernies étranglées, infections hépatiques et urinaires, angines, broncho-pneumonie, endocardites, méningites ;

Dans les affections génitales de la femme, salpingites, métrites, etc. ;

Dans les eaux, poussières, déjections animales.

Animaux réceptifs. — Tous en général. L'animal de choix est le cobaye. Une injection péritonéale donne la mort en 24 heures avec fausses membranes fibrino-purulentes.

L'injection sous-cutanée provoque l'apparition d'un phlegmon au point d'inoculation; il peut y avoir généralisation et mort en 3 ou 4 jours.

Cultures. — BOUILLON. — Est troublé rapidement avec dégagement abondant d'ammoniaque.

GÉLATINE. — N'est pas liquéfiée. En 2 jours, et à 22°, sur gélatine inclinée, apparition d'un enduit bleu-pâle, gris par transparence, à contours festonnés dentelés.

Morphologie. — Petit bâtonnet à bouts arrondis.

En cultures jeunes, les éléments sont ovalaires, à centre brillant.

C'est plus tard que se forment les bâtonnets qui prennent des formes diverses en navette.

Il possède de 4 à 6 cils à ses extrémités.

Biologie. — Anaérobie facultatif. Mobile. Coagule le lait, fait fermenter la lactose. Exalte la virulence du bacille typhique.

BACILLE DU CHANCRE MOU

Découvert par Ducrey.

Habitat. — Dans le pus des ulcérations chancreuses.

Cultures. — BOUILLON. — Est troublé en 24 heures. En 3 ou 4 jours, le liquide s'éclaircit avec formation d'un précipité au fond du tube.

GÉLATINE. — Le long de la piqûre, il se forme des colonies blanchâtres, arrondies, à prolongements courts en tous sens.

Morphologie. — Bacille assez gros, peu allongé, de o‚ µ. 5o à 2 µ de long.

Vit isolé ou par colonies de deux ou trois.

Parfois il revêt la forme de massues.

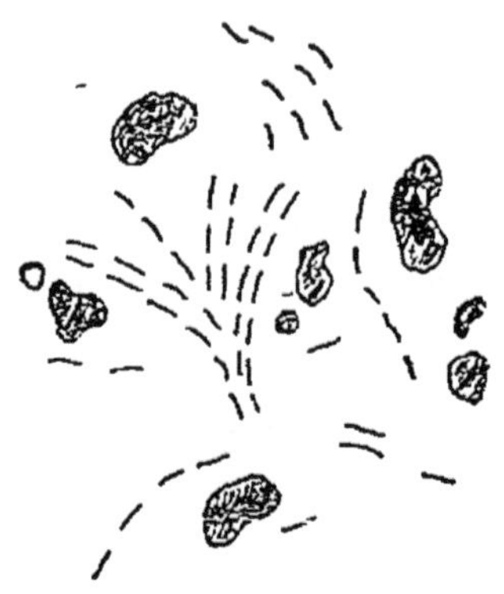

Fig. 14. — Bacille de Ducrey avec globules de pus.

Il existe souvent en chapelets courts de 5 ou 6 éléments (Nicolle).

Biologie. — Vit rarement seul.

De nombreux bacilles lui sont souvent associés : les cocci, le bacilles cutis commune de Nicolle ;

Les staphylocoques, gonocoques.

BACILLE DU CHOLÉRA

Découvert par Koch.

Habitat. — Dans l'intestin des cholériques, dans les eaux contaminées.

Animaux réceptifs. — Le vibrion, introduit dans l'intestin des cobayes, lapins, etc., ne produit souvent pas d'accidents.

Les injections sous-cutanées et péritonéales de cultures déterminent une septicémie rapidement mortelle.

Cultures. — BOUILLON. — Est troublé en 24 heures et à 37°. Il se forme une pellicule blanchâtre, mince, fragile et, par la suite, un précipité floconneux au fond du tube.

GÉLATINE. — Est liquéfiée à 20°, et en 20 heures; il

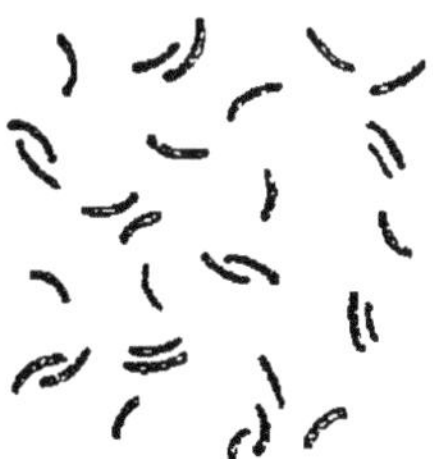

Fig. 15. — Bacille du choléra.

se forme une dépression sur la gélatine qui, en 3 ou 4 jours, se liquéfie sur toute sa surface.

La partie inférieure du tube est solide ; entre les deux se trouve une zone d'ensemencement.

Sur *gélose* et *sérum* on a des cultures identiques.

Morphologie. — C'est un bâtonnet trapu, long de 2 à 3 µ., large de 0,5 à 0,6 µ., légèrement incurvé en cédille ou virgule.

Il est mobile et possède des cils vibratiles. En général il y a un cil à chaque extrémité.

Il existe des vibrions rectilignes, sans incurvation.

Dans certaines cultures âgées, beaucoup de vibrions sont renflés irrégulièrement.

Biologie. — C'est un anaérobie facultatif.

La dessiccation tue rapidement le vibrion.

A 60°, il meurt en 10 minutes.

Les antiseptiques ont une grande influence sur sa vitalité.

Réaction indol-nitreuse. — En versant dans une culture de choléra des acides minéraux purs (acides sulfurique, chlorhydrique) exempts d'acide nitreux, on observe une réaction rouge caractéristique qui brunit rapidement à l'air.

C'est la réaction du *kolera-roth* ou indol-nitreux.

BACILLE DE LA DIARRHÉE VERTE

Pour Lesage, Clado, etc., ce serait une variété chromogène du bactérium coli.

Habitat. — Dans l'intestin et les selles des enfants atteints de diarrhée verte.

Animaux réceptifs. — Lapins, cobayes. En général il est faiblement pathogène pour les animaux.

L'inoculation intra-veineuse, à la dose de 1 centimètre cube, amène chez le lapin de la diarrhée verte qui dure 3 ou 4 jours, puis guérit.

Cultures. — Bouillon. — Se développe sur bouillon à 30° très rapidement, avec couleur verdâtre du liquide et odeur fade.

Gélatine. — En 2 jours et à 20° apparition d'un voile mince verdâtre.

En 4 ou 5 jours la gélatine est colorée en vert avec ramollissement de sa surface.

La *gélose* est colorée en 2 jours.

Morphologie. — Bâtonnet de 0,75 μ à 1 μ de large, de 2 à 4 μ de long.

Les extrémités sont arrondies dans les vieilles cultures.

Souvent il y a formation de filaments de 15 à 20 μ de long.

Biologie. — C'est un anaérobie facultatif.

La température idéale est 35°.

SPIRILLE DE LA FIÈVRE RÉCURRENTE

L'agent ici est un spirille découvert par Obermeier.

La fièvre récurrente est une maladie purement humaine.

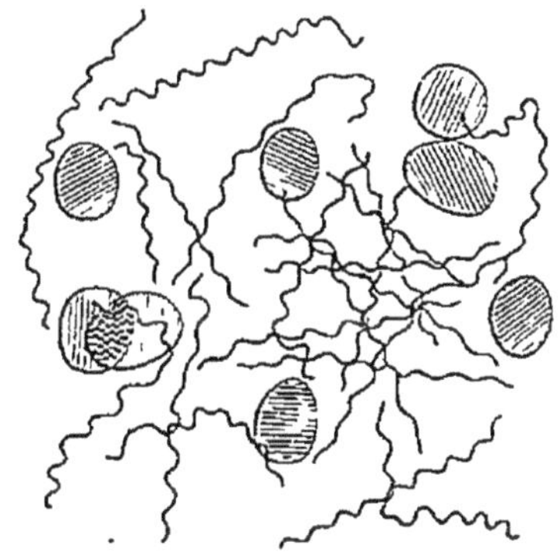

Fig. 16. — Spirilles de la fièvre récurrente.

Toutes les inoculations et essais de cultures ont échoué.

Recherche. — On recherche le spirille dans le sang, pendant l'accès de fièvre. On prélève le sang par piqûre au doigt.

Morphologie. — Spirilles, en général longs de 16 à 40 μ, de forme ondulée, effilés aux extrémités.

Chaque spirille présente de 8 à 10 spores.

Ils ont des mouvements giratoires dus à quatre cils dlisposés par bouquets à chaque extrémité.

BACILLE DE L'INFLUENZA

Découvert par Pfeiffer.

Habitat. — Dans les crachats, les mucosités nasales et respiratoires.

Animaux réceptifs. — On n'a jamais pu déterminer lla maladie chez les animaux.

L'injection intra-veineuse et intra-péritonéale chez le

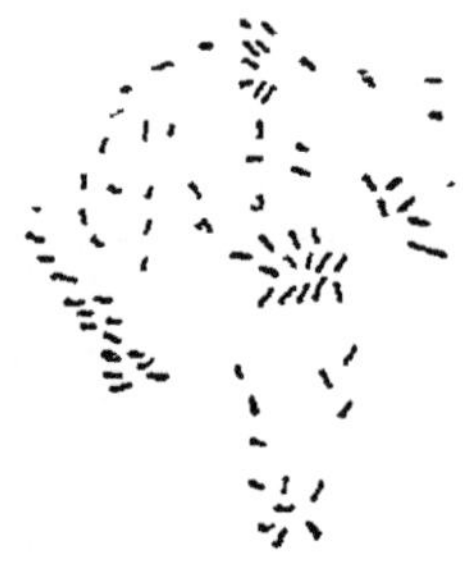

Fig. 17. — Bacille de la grippe ou influenza.

llapin détermine la mort en 24 heures, avec des cultures virulentes.

Cultures. — Ne se développe qu'en présence d'hémoglobine dans les milieux nutritifs

GÉLOSE AU SANG. — On sème une émulsion de crachats en surface.

A 37° et en 24 heures, on voit se développer des colonies fines ayant la forme de gouttelettes transparentes.

Ces colonies ne sont visibles qu'à la loupe.

Elles ne confluent jamais.

Morphologie. — Bacilles très fins, en forme de bâtonnets ou de coccobacilles, à extrémités arrondies. C'est une des plus petites espèces. Toujours immobiles.

Se colorent bien par la fuchsine de Ziehl diluée.

Biologie. — Très sensible à l'action de la chaleur, à la dessiccation.

En milieu humide, il garde son activité pendant 14 jours.

Sur gélose au sang il vit 16 à 18 jours.

La température idéale est 35°.

Associations. — Très fréquentes avec lui pour provoquer des infections secondaires : streptocoques, staphylocoques, pneumocoques, bacilles d'Eberth.

GONOCOQUE

Découvert par Neisser.

Habitat. — Dans toutes les manifestations génitales et extra-génitales de la blennorrhagie.

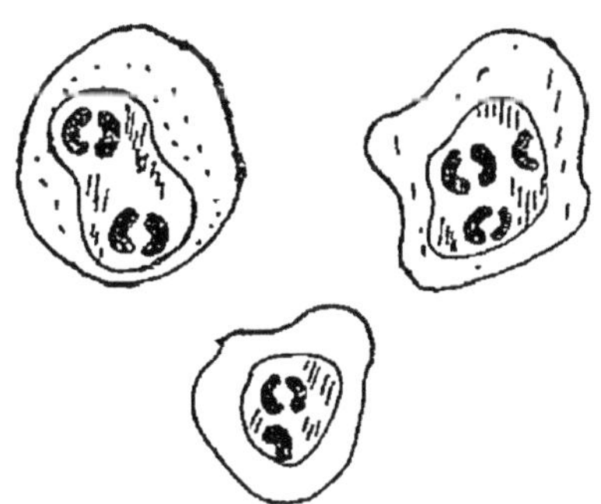

Fig. 18. — Gonocoques dans des gouttes de pus.

Animaux réceptifs. — Les animaux sont très peu sensibles à l'inoculation.

Chez l'homme, une inoculation de pus ou de cultures lblennorrhagiques produit la maladie type.

Cultures. — Bouillon. — A 37°, le développement (est insignifiant. Au 2ᵉ jour il se produit un léger ttrouble avec dépôt grisâtre.

Gélatine. — Près du trait d'ensemencement sur ¡gélatine acide, on obtient une ligne blanche qui s'étale ‑petit à petit transversalement.

Gélose. — Il se développe bien sur gélose de Wertheim.

Morphologie. — Bacilles ayant la forme de petits ‚grains ressemblant à des reins ou à des haricots. Ils ont de 0,4 à 0,6 μ de diamètre. Ils sont réunis deux à deux, se regardant par leur face concave, en liberté, ou réunis par une gangue muqueuse analogue à la capsule du pneumocoque.

Souvent ils sont contenus dans les cellules du pus.

Biologie. — Ils ne résistent pas à la chaleur.

En quelques minutes, à 55°, le pus est stérilisé. A 0°, ils sont détruits également.

Les cultures ont une faible vitalité, meurent en 2 ou 3 semaines.

Associations. — Ce sont tous les bacilles des suppurations ordinaires qui se réunissent à lui pour provoquer des complications et des infections secondaires.

BACILLE DE LA PESTE

Découvert par Yersin.

Habitat. — Dans la pulpe des bubons et quelquefois dans le sang.

Animaux réceptifs. — Tous les animaux sont réceptifs.

L'inoculation sous-cutanée donne des bubons.

L'inoculation veineuse provoque, chez le cobaye, la mort en deux jours.

A l'autopsie, on constate, au point d'inoculation, un œdème rosé étendu.

Les organes abdominaux sont tuméfiés, congestion-

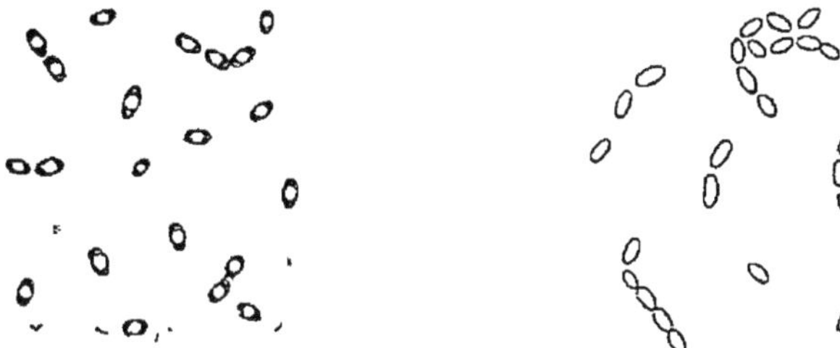

Fig. 19. — Bacille de la peste dans le pus des ganglions.

Fig. 20. — Bacille de la peste en culture de bouillon.

nés ; la rate est volumineuse. Dans la plèvre et le péritoine il y a de la sérosité et des bacilles. On a prétendu que les mouches prenaient la maladie et pouvaient la propager.

Cultures. — En *bouillon* on a des cultures analogues à celles du streptocoque.

Morphologie. — C'est un bacille court, trapu, dont les extrémités sont arrondies. Dans le sang, il est plus allongé. Dans les cultures, il se réunit souvent en chaînettes présentant, par places, de gros renflements.

Les extrémités se colorent toujours plus que le centre.

Biologie. — Bacille fragile, perdant rapidement sa virulence en cultures.

A 58°, la chaleur stérilise les cultures liquides en
II heure.

BACILLE DE LA MORVE

Découvert par Loeffler et Schütz.

Habitat. — Dans tous les produits morveux de
ll'homme et de l'animal.

Animaux réceptifs. — Tous les solipèdes, surtout
ll'âne.

L'animal de choix est le cobaye.

L'inoculation intra-péritonéale donne la maladie au
deuxième jour, provoque la mort en une ou deux
semaines.

Cultures. — Bouillon. — Est troublé à 37°.

Il y a formation rapide d'un précipité blanc au fond
du tube.

La gélatine est une mauvaise culture.

Gélose glycérinée. Sérum. — A 37°, en 24 heures,
il y a formation d'une bande blanchâtre, transparente,
qui s'épaissit petit à petit.

Morphologie. — Forme de petits bâtonnets droits,
légèrement incurvés, à extrémités arrondies, de 3 à
5 μ de long.

Présente des parties incolores, d'autres beaucoup
plus foncées.

Très mobile dans les cultures, où il est isolé ou
associé deux à deux.

Biologie. — Très fragile, il meurt en cultures
à 55°.

En 8 jours, sa virulence disparaît en cultures.

PNEUMO-BACILLE

Décrit par Friedländer.

Habitat. — Dans les cavités naturelles de l'homme, dans les inflammations pulmonaires, les suppurations.

Ce serait l'agent de certaines broncho-pneumonies.

Animaux réceptifs. — Souris, lapins, cobayes.
L'animal de choix est la souris.

L'inoculation sous-cutanée provoque des abcès au point d'inoculation.

L'infection pulmonaire amène la mort en 2 ou 3 jours.

Cultures. — BOUILLON. — A $37°$, et en 24 heures, apparition d'un léger trouble et formation d'un léger nuage visqueux.

GÉLATINE. — N'est pas liquéfiée.

En 2 jours et à $20°$, il y a formation d'une colonie blanchâtre avec dégagement de bulles gazeuses.

Au troisième jour, il y a formation de petites colonies rondes, sphériques, saillantes.

Morphologie. — Forme de bâtonnets courts, larges, de 1 à $2\,\mu$ de long.

Ces bacilles sont souvent réunis par deux ou par quatre.

On rencontre des formes filamenteuses dans les cultures, avec de gros bâtonnets intermédiaires.

Dans les crachats, les bacilles sont entourés d'une capsule comme le pneumocoque.

Biologie. — C'est un aérobie facultatif. Il fait fermenter les sucres. Sa température idéale est 36°.

On le distingue du pneumocoque en ce qu'il ne prend pas le Gram; il diffère aussi du bactérium coli.

Pneumo-bacille.	*Bactérium coli.*
Possède une capsule dans les humeurs, les cultures...	Ne possède pas de capsule.
Immobile dans les cultures de bouillon.	Mobile dans les cultures de bouillon.

BACILLE PYOCYANIQUE

C'est le bacille du pus bleu.

Habitat. — Dans l'air, les eaux, dans le sol.

Animaux réceptifs. — Rats, souris, lapins, cobayes.

L'animal de choix est le cobaye.

En inoculation sous-cutanée, il y a production d'une tuméfaction, puis d'une ulcération rougeâtre et mort en 48 heures.

L'inoculation péritonéale provoque la mort en 24 heures.

L'inoculation veineuse produit de l'albuminurie, de la diarrhée et souvent des paralysies.

Cultures. — Bouillon. — Est troublé à 37° à la huitième heure, avec teinte verdâtre.

Il y a formation d'un voile blanc, épais, qui se sèche vers le troisième jour, devient brun, épais, écailleux et tombe au fond du tube.

Le bouillon devient alors vert-brunâtre.

GÉLATINE. — Est liquéfiée à 20° en 48 heures. Formation de petites colonies le long de la piqûre au troisième jour, avec dégagement d'odeur fade.

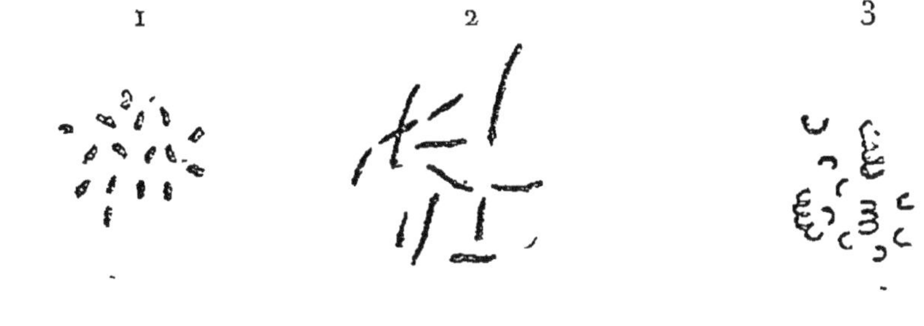

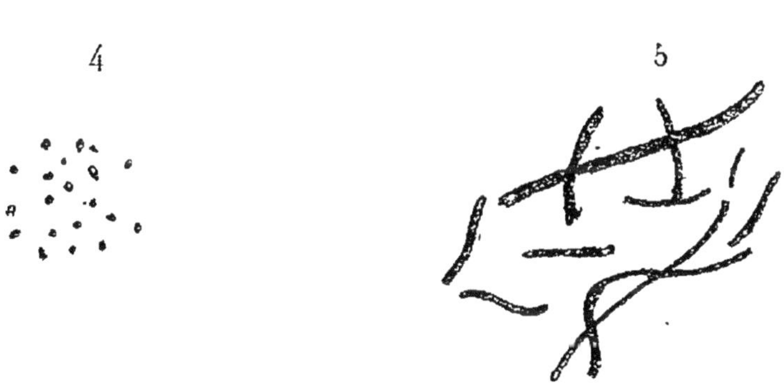

Fig. 21. — Bacille pyocyanique.

1. Dans bouillon de bœuf.
2. Dans bouillon avec 4 p. 100 d'alcool après 24 heures.
3. Dans bouillon avec 0,70 p. 100 d'acide borique en 6 jours.
4. Dans bouillon avec 0,10 p. 100 de créosote en 2 semaines.
5. Dans bouillon avec 0,15 p. 100 de bichromate de K en 12 heures.

GÉLOSE. SÉRUM. — A 37° et en 48 heures, la gélose est recouverte d'un enduit vert clair qui prend petit à petit une teinte verte fluorescente.

Morphologie. — Forme de courts bâtonnets mobiles de 1 à 2 μ de long sur 0,6 μ de large.

Ils sont réunis par chaînes de 2 ou 3 et par amas.

Son aspect se modifie souvent en cultures avec l'addition de substances antiseptiques.

Biologie. — Aérobie et anaérobie.

En agitant une culture en bouillon avec du chloroforme et en laissant se reposer, il se forme à la partie inférieure une couche chloroformique de teinte bleue pure ; il surnage au contraire un liquide aqueux, fluorescent.

Ce bacille secrèterait deux pigments :

L'un bleu, la *pyocyanine ;*

L'autre vert, la *pyoxanthose.*

Celle-ci ne serait que le résultat de la désoxydation de la première au contact de l'air.

Associations. — Très fréquentes avec tous les bacilles de la suppuration.

BACILLE DE LA TYPHOÏDE

Découvert par Eberth.

Habitat. — Dans les eaux, les déjections, la glace d'alimentation.

Dans la rate, le foie, les ganglions mésentériques, le sang, les fèces des typhiques.

Animaux réceptifs. — L'animal de choix est la souris ou le cobaye.

L'inoculation sous-cutanée produit la septicémie avec mort lente.

L'inoculation péritonéale provoque une septicémie

rapide avec ascite : la mort survient en 24 heures.

L'inoculation intra-pleurale amène une septicémie aussi rapide.

Cultures. — Bouillon. — A 37° le bouillon se trouble à la huitième heure. Il y a formation de flocons

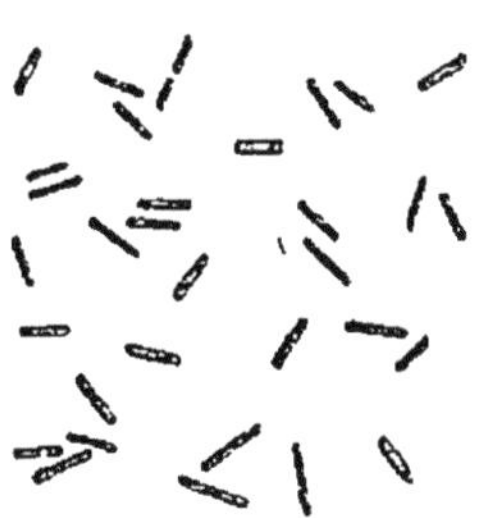

Fig. 22. — Bacille
de la typhoïde.

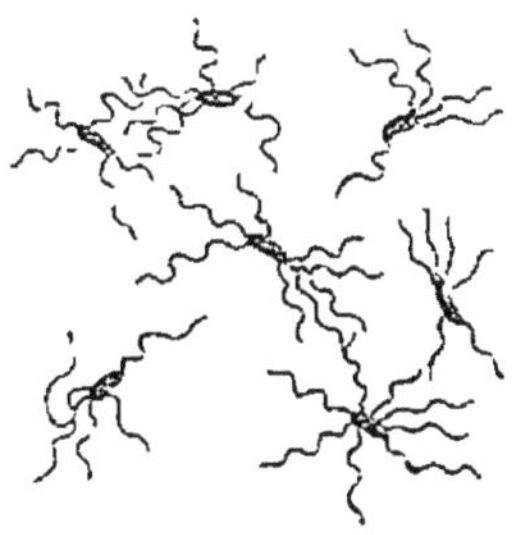

Fig. 23. — Bacille
de la typhoïde ; cils.

blanchâtres qui tombent au fond du tube ; le liquide s'éclaircit, prend une coloration brunâtre.

Il y a un fort dégagement d'ammoniaque.

Gélatine. — N'est pas liquéfiée.

A 20° on obtient en 2 jours une culture le long du trait de piqûre.

Les sutures cessent de s'accroître dès la fin de la troisième semaine.

Morphologie. — Pĕtit bâtonnet de 2 à 3 µ de long, fin, ténu, de 0,5o à 1 µ de large, très mobile.

Dans le bouillon le bacille est grêle et plus court.

Dans les vieilles cultures de gélatine il prend la forme filamenteuse.

Dans les jeunes cultures les bâtonnets sont isolés ou

par groupe de deux ; les extrémités sont arrondies ; souvent ici la forme est en navette.

Il y a de nombreux cils et des spores qui se colorent par les méthodes ordinaires.

Biologie. — Aérobie et anaérobie.

La température idéale est 37°. Il a de grandes analogies avec le bactérium coli.

Dans l'eau il conserve longtemps sa vitalité.

Dans les cultures à 60° il meurt en 20 minutes.

Il résiste longtemps à de basses températures.

Sa virulence est exaltée par le bactérium coli et le proteus vulgaris.

Bactérium coli.	*Bacille d'Eberth.*
Peu de cils par bacille : 3 ou 4, courts et minces.	Cils nombreux (de 18 à 20 par bacille), longs et flexueux.
Pas d'agglutination avec le sérum.	Agglutination rapide.
Sur bouillon à 37°, dégagement gazeux abondant dès la douzième heure.	Pas de dégagement gazeux.
Sur gélatine, virage du bleu au rouge, puis à la pelure d'oignon.	Pas de virage.
Réaction de l'indol.	Pas de réaction de l'indol.

Séro-diagnostic. — Permettra de faire un diagnostic précoce de la fièvre typhoïde.

Manuel. — Il faut posséder un tube de culture de bacille typhique sur gélatine datant de 24 heures.

On prend au malade qu'on veut examiner du sang dont on recueille le sérum.

Avec une pipette stérilisée, on verse goutte à goutte le sérum dans un tube stérilisé ; puis on stérilise à nouveau.

Dans ce sérum, on verse le liquide de culture dans la proportion de 1 à 10, c'est-à-dire 10 gouttes de culture pour une goutte de sérum. On laisse le mélange s'effectuer pendant 5 minutes.

On verse une goutte de mélange sur une lamelle, on monte la lamelle sur lame rodée à centre concave et transparent avec beaume aux quatre coins.

Sur la lamelle on ajoute une goutte d'huile à immersion et on examine avec un objectif n° 12.

Si le malade est bien un typhique, les bacilles se réunissent rapidement en amas considérables, pour former des colonies agglomérées qui tendent à la réunion.

Cette réunion est d'autant plus rapide que le bacille est plus virulent.

Si le malade n'est pas un typhique, les bacilles n'ont aucune tendance à la réunion.

Moyen d'isoler le bacille d'Eberth dans une eau suspecte. — On se base sur la résistance du bacille à l'acide phénique.

On se servira du procédé de Perrey qui permet d'opérer sur beaucoup d'eau.

On introduit dans un récipient de 1 litre :

100 centimètres cube de bouillon de bœuf neutre et 50 centimètres cubes de solution de peptone à 10 p. 100 neutre et stérile,

600 centimètres cubes d'eau à analyser,

20 centimètres cubes d'acide phénique pur à 5 p. 100.

On additionne ensuite d'eau suspecte jusqu'à concurrence d'un litre; on fait le mélange.

On verse le mélange dans 10 vases stérilisés qu'on place à l'étuve à 34°.

Si l'eau est contaminée, il se forme, vers la douzième ou trentième heure, un trouble qui concorde avec l'abondance et la virulence des germes.

On ensemence un tube de bouillon contenant 1 p. 100 d'acide phénique, 5 p. 100 de peptone en solution; on le place pendant 6 heures à 34°.

On ensemence avec le liquide obtenu de ce deuxième tube un troisième bouillon phéniqué que l'on place encore à l'étuve à 34°.

On attend que le trouble se produise; on fait alors un ensemencement dans du bouillon ordinaire.

Le bactérium coli et le bacille d'Eberth sont les deux seuls qui résistent à ces trois cultures successives en bouillon phéniqué.

On les isole l'un de l'autre par boîte de Pétri, et on les examine au microscope.

IMMUNITÉ — SÉROTHÉRAPIE

Chaque espèce animale est sensible à certains organismes, réfractaire à d'autres.

On a remarqué que l'animal s'accoutumait de différentes façons quand il était sensible et se fournissait pour ainsi dire une immunité artificielle.

Immunité.— 1. Les expériences ont démontré, dans

le premier ordre d'idées, qu'on pouvait créer une immunité artificielle vis-à-vis d'un bacille connu en inoculant au préalable un autre bacille : par exemple la vaccine et la variole.

2. Dans un deuxième ordre d'idées, on crée l'immunité vis-à-vis d'un bacille connu, en inoculant au préalable le même bacille.

On peut inoculer en très petit nombre des bacilles virulents par des méthodes et dans des régions de choix.

C'est ainsi qu'on vaccine les bovidés contre la pneumonie en leur injectant, dans l'extrémité de la queue, des produits dilués; le mouton contre le charbon et la rage, en employant des cultures très diluées introduites sous la peau.

— La méthode qui consiste à inoculer les bacilles atténués offre moins de dangers.

On peut atténuer la virulence du bacille en faisant vieillir les cultures, en les faisant se dessécher, chauffer, etc.

On peut les soumettre aux antiseptiques, aux rayons électriques qui ont les mêmes propriétés.

On peut enfin les atténuer par les passages répétés aux animaux.

3. On peut encore créer l'immunité en injectant les produits solubles des bacilles.

On n'oubliera pas que beaucoup d'entre eux sont vaccinants mais qu'il en existe des prédisposants, comme le bacille tuberculeux, le streptocoque, le staphylocoque, etc.

Les expériences ne seront donc pas faites sur eux.

Pour les autres, il faudra introduire les substances

à très faible dose au début et accoutumer peu à peu l'animal.

On pourra diminuer leur virulence en les additionnant de substances telles que l'iode par exemple.

4. On peut enfin créer l'immunité en injectant le sérum d'un animal immunisé.

C'est cette méthode qui est surtout employée aujourd'hui. Il est prouvé que, dans certains cas, ce sérum, injecté à un animal sain et indemne, est préventif; il est curateur pour l'animal contaminé.

Il est en outre démontré que cette immunité n'est que passagère.

SÉROTHÉRAPIE. — On se sert, pour la fabrication des sérums, d'animaux comme le cheval, l'âne, qui permettent de recueillir une grande quantité de liquide.

On les immunise de façons différentes pour chaque espèce de bacilles, en s'entourant de toutes les précautions antiseptiques. On commencera par des doses très faibles, qui augmenteront jusqu'à l'immunisation complète.

On se rappellera que celle-ci est passagère et on devra continuer les inoculations méthodiquement et à doses variables pour obtenir du bon sérum.

SÉRUM ANTIDIPHTÉRIQUE

On inocule un jeune cheval avec des toxines diphtériques. Les injections se font dans le tissu cellulaire. On commence par des toxines diluées en petite quantité ; on finit par des injections de toxines pures. On peut dire que le cheval, qui arrive, sans réagir, à recevoir 150 centimètres cubes de toxines, est suffisamment immunisé.

On récolte à ce moment le sérum par saignée. Cette saignée est faite dans la jugulaire, huit jours après la dernière inoculation.

On recueille plusieurs litres de sang de cette façon.

On laisse reposer le sang en lieu frais, on décante le sérum et on l'isole dans des flacons stérilisés bien fermés à la lampe.

On peut, au préalable, ajouter au sérum des substances antiseptiques peu puissantes.

On pourra placer le sérum dans les flacons nécessaires à l'usage thérapeutique ; ils seront conservés à l'abri de l'air et de la lumière.

En thérapeutique, le sérum antidiphtérique peut être préventif ou curateur.

En injections sous-cutanées avec la seringue de Straus, on peut sans danger inoculer 10 centimètres cubes chez l'enfant, 30 centimètres cubes chez l'adulte.

SÉRUM ANTISTREPTOCOCCIQUE

On injecte ici des cultures complètes, virulentes, mais en petite quantité.

On recueille le sérum de la même façon.

On peut injecter en thérapeutique ce sérum à la dose de 10 à 20 centimètres cubes, en inoculations sous-cutanées. Il n'a pas donné les résultats du précédent.

SÉRUM ANTITÉTANIQUE

On emploie ici des toxines. Avec le même manuel opératoire, on n'a pas eu, en thérapeutique, de résultats curateurs avec ce sérum chez l'homme. Comme agent préventif, il est incontestable qu'il joue un grand rôle.

Sur les chevaux, ânes, mulets, il a été démontré que ce sérum était préventif et curateur.

A titre de prévention, on injecte chez l'homme 20 centimètres cubes de sérum ; on répétera la dose à plusieurs reprises.

Nous ne signalons que ces trois sérums : ceux qui sont à l'étude aujourd'hui n'ont pas donné encore de résultats suffisants pour nous permettre d'en parler.

LIVRE II

PARASITOLOGIE

PARASITES ANIMAUX

Division. — 1, Protozoaires ; 2, Vers; 3, Arthropodes.

CHAPITRE I

PROTOZOAIRES

Les protozoaires sont les parasites les plus inférieurs de l'échelle animale.

Constitution. — Ils sont formés d'une simple cellule protoplasmique, avec membrane et noyau central.

Presque tous ont une existence libre.

Groupe des Amibes. — Les amibes appartiennent à la classe des rhizopodes ; elles sont constituées par des masses protoplasmiques irrégulières, sans enveloppe, avec noyau. Elles sont caractérisées par la possibilité de migration en mouvements dits amiboïdes.

Habitat. — Vivent à l'état libre dans les eaux salées et douces.

Évolution. — Elles s'introduisent directement

chez l'homme ; on les rencontre dans les cavités naturelles ou dans les viscères. Leur reproduction se fait
directement ou par karyokynèse.

Variétés :

Amœba coli

   — intestinalis

De 20 à 30 μ de long. Sont capables d'entretenir des inflammations intestinales.

Amœba vaginalis.
Amœba pulmonalis.

Groupe des coccidies. — Elles appartiennent à la classe des sporozoaires, sont constituées par des mas-

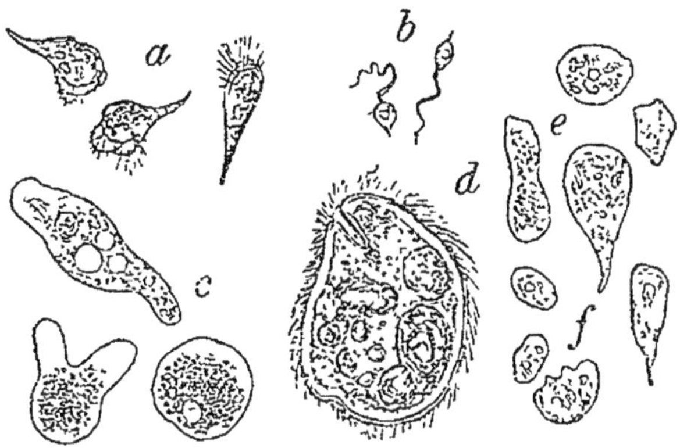

Fig. 24. — *a*, trichomonas intestinalis; *b*, cercomonas;
c, amœba coli; *d*, infusoire.

ses ovoïdes de 30 à 40 μ de diamètre, avec membrane à double contour et noyau. Elles n'ont ni bouche ni anus.

Habitat. — Les cellules épithéliales des animaux et de l'homme.

Ce sont elles qui provoquent les abcès du foie chez le lapin. Elles peuvent pénétrer chez l'homme directement ou par l'intermédiaire du lapin.

Groupe des flagellés. — Ce sont des parasites sans cils vibratiles, pourvus de flagella, masses protoplasmiques avec noyau et nucléole.

La reproduction se fait par division ou sporulation. Ils vivent presque tous à l'état libre.

Trichomonades. — Masses protoplasmiques piriformes de 10 à 15 μ de long sur 5 à 8 μ de large. Présentent plusieurs prolongements filiformes à l'une des extrémités.

Habitent surtout les sécrétions vaginales très acides.

Cercomonades. — Masses protoplasmiques piriformes de 10 à 15 μ de long, terminées par un filament de même longueur en avant, très fin ; par un autre beaucoup plus développé en arrière. Elles se rencontrent surtout dans les selles des dysentériques, des cholériques et des typhiques.

Lamblia intestinalis. — Masses piriformes de 5 à 15 μ de long, terminées par un filament bifurqué et trois paires sur les côtés, une dépression antérieure et inférieure. Habite l'intestin des petits rongeurs et de l'homme.

Groupe des ciliés. — Balantidium coli. — C'est un infusoire, le seul qui soit parasite de l'homme. Corps ovoïde de 80 à 120 μ de long, de 50 à 80 μ de large.

Hérissé de cils vibratiles. Il habite l'intestin du porc et de l'homme sans occasionner de troubles digestifs.

Groupe des hémosporidies. — Ce sont des sporozoaires. Elles sont constituées par des masses ovoïdes de 4 à 8 μ de diamètre. Leur forme est arrondie, parfois en croix ou en étoile.

Habitat. — Les globules rouges des vertébrés. Leur reproduction peut se faire dans le sang de l'animal ou dans l'intestin des moustiques.

Hématozoaire du paludisme. — Découvert par Laveran.

Ce parasite se rencontre dans le sang des paludéens. Il est susceptible de prendre plusieurs formes : sphérique, en croissant, en rosace ; certains corps sphériques sont parfois pourvus de flagellas.

Ces parasites évoluent en 24 et 48 heures ; ils doivent être recherchés dans le sang des malades, surtout pendant les accès de fièvre. Ils produisent la fièvre tierce, quarte, la fièvre pernicieuse, le paludisme en un mot.

C'est par la piqûre des insectes que la maladie se propagerait à l'homme.

CHAPITRE II

VERS

A. — CESTODES

Ce sont des vers plats rubanés, formés d'une série d'individus distincts et sexués, dépouvus de bouche, d'anus et de tube digestif.

On distingue deux groupes :

Les *Tænias* ;

Les *Botriocéphales*.

Caractères communs aux Cestodes. — La tête est garnie de deux ou quatre ventouses latérales imper--forées, contractiles, terminées par un renflement central sans bec, ou avec bec armé de crochets disposés en simple ou double couronne.

Crochets. — Ils sont composés de trois parties :

Une griffe se relevant et s'abaissant à volonté pour s'accrocher aux parois intestinales ;

Une garde servant d'appui au crochet ;

Un manche qui donne attache à des muscles puissants.

Anneaux. — Ils sont distincts, individuels.

Sur leur côté est situé le système nerveux.

Les organes reproducteurs des deux sexes occupent leur marge.

La fécondation peut se faire dans le même anneau, ou entre anneaux de la même chaîne.

Les œufs contenus dans les anneaux extrêmes sont sphériques, recouverts d'une enveloppe striée.

Les embryons contenus dans les œufs sont à six crochets divisés en trois paires.

Quand le développement de l'embryon est complet, les anneaux se détachent dans l'intestin de l'hôte et sont rejetés avec les excréments.

I. — TÆNIAS

1. *Groupe des Tænias.* — Tænias parasites : Armés : T. solium, T. flavopunctata, T. cucumerina, T. nana. Inermes : T. saginata. — Tænias larvaires : T. solium, T. échinocoque.

Tænia solium parasite. — CARACTÈRES. — C'est le ver solitaire armé, de 1 à 10 mètres de long. La tête possède 4 ventouses, le bec deux rangs de crochets. Le cou est grêle.

Les spores génitaux sont irrégulièrement alternés ; l'utérus est muni de 7 à 10 rameaux.

Les anneaux de moyenne largeur contiennent des œufs à enveloppe striée. Les embryons sont des hexacanthes. Les premiers anneaux sont courts et étroits pour s'accroître insensiblement dans toutes les dimensions.

HABITAT. — Ce parasite peut vivre à l'état de ver dans l'intestin, à l'état de larve dans les tissus de l'homme.

TRANSMISSION. — Les embryons tombent avec les excréments de l'homme, ils sont ingérés par le porc. La coque de l'embryon est dissoute dans l'estomac de ce dernier ; les embryons en liberté perforent les

parois intestinales sont entraînés la plupart du temps
dans le tissu hépatique. Là ils augmentent de volume,
se creusent d'une cavité et constituent le *cysticerque*,

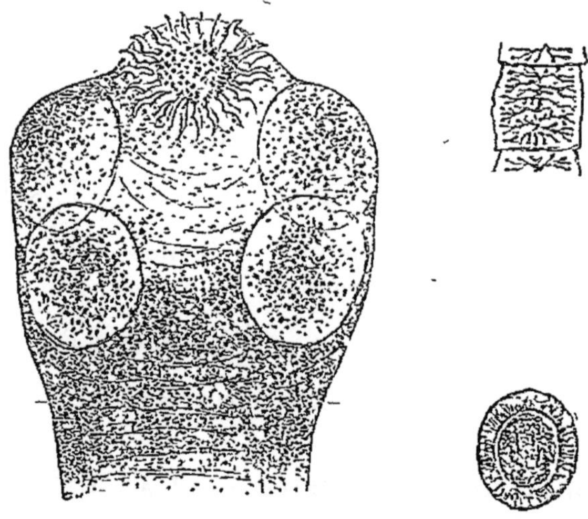

Fig. 25. — Tænia solium (tête, anneau et œuf.)

grosse vésicule pleine de liquide aqueux renfermant
la tête du futur parasite.

Développé, il quitte le tissu hépatique et se dirige
dans les viscères ou dans les tissus où il s'enkyste :
c'est la *ladrerie* du porc.

L'homme qui se nourrit de viande de porc mal cuite
ingère les cysticerques qui se développent et deviennent parasites dans son intestin.

Tænia solium larvaire. — Le tænia vit aussi à
l'état larvaire chez l'homme.

1. Il s'introduit directement dans l'intestin de
l'homme sous la forme d'anneaux de tænia avalés avec
les légumes arrosés d'engrais humain.

2. Avec la bile il est souvent régurgité de l'intestin
dans l'estomac. La coque est dissoute, les embryons

passent dans le tissu hépatique et de là dans les tissus pour provoquer la ladrerie de l'homme.

Tænia flavopunctata, — ou à taches jaunes ; est assez rare.

Il a de 30 à 40 centimètres de long. Sans caractères spéciaux.

Sa couleur est blanche avec une tache jaune sur le milieu de chaque anneau.

Tænia nana. — C'est le tænia nain, de 15 à 25 millimètres de long. Il est filiforme ; sa tête est obtuse, avec un bec piriforme armé d'une couronne de 22 à 24 crochets ; il possède quatre ventouses arrondies et saillantes.

Le cou est rétréci depuis la tête jusqu'aux premiers anneaux qui vont en s'élargissant graduellement.

Il peut vivre à l'état parasite et larvaire chez le même individu.

Tænia cucumerina. — C'est le tænia du chien.

Il a de 0,80 à 1 mètre de long ; sa couleur est rosée ; sa tête, obtuse, a trois couronnes de crochets.

Évolution. — Les œufs de ce tœnia, rejetés avec les excréments du chien, s'attachent aux poils de la région fessière de l'animal.

Le pou du chien les absorbe ; les embryons se développent dans l'intestin du pou.

Le chien, en mangeant ses poux, avale les cysticerques qui se développent dans son intestin.

La contagion se fait ainsi de chien à chien ; elle se fait aussi par les lèches du chien à ses maîtres, aux enfants surtout.

Tænia saginata . — Caractères. — C'est le tænia médiocanellé. Il est inerme. Il atteint de 7 à 8 mètres de long.

La tête est piriforme et possède quatre ventouses sans bec ni crochets.

Le cou est de moitié plus petit que la tête.

Les anneaux sont d'abord courts, puis augmentent insensiblement de longueur et d'épaisseur.

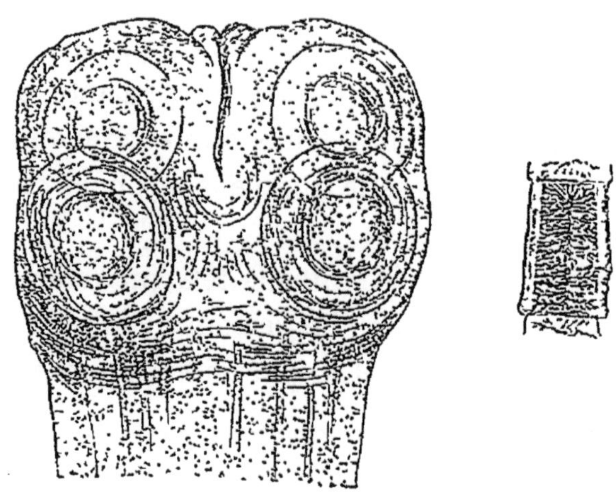

Fig. 26. — Tænia inerme saginata (tête et anneau).

Les spores génitaux sont latéraux et irrégulièrement alternés.

L'utérus possède de 20 à 3o ramifications.

Les œufs sont semblables à ceux du tænia solium.

Les cysticerques sont plus petits.

Habitat. — Tissu musculaire du bœuf, intestin de l'homme (danger de la viande crue).

Transmission. — Le bœuf récolte les embryons en broutant les herbes arrosées d'excréments humains. Les embryons de l'intestin du bœuf vont dans ses muscles. L'homme, en se nourrissant de viande de bœuf, avale les cysticerques.

Ce tænia est devenu très fréquent depuis que la viande crue est employée en thérapeutique.

Tænia échinocoque. — C'est un tænia larvaire.

CARACTÈRES. — Il a de 2 à 4 millimètres de long.

La tête a 6 ventouses, le bec deux rangs de crochets.

Le cou est court. Les anneaux sont au nombre de 3 ou 4. Le dernier seul est adulte ; il est aussi long que le reste du corps du parasite.

Il possède un pénis saillant sur le milieu du corps ; l'utérus est sinueux, il occupe presque la totalité de ce segment.

HABITAT. — A l'état larvaire chez l'homme, à l'état de ver dans l'intestin du chien, du loup.

TRANSMISSION. — L'embryon est rejeté par le chien avec ses excréments.

Il est avalé avec les herbes par les ruminants ou par l'homme.

La coque digérée dans l'intestin de ces derniers, l'embryon va se fixer dans les tissus ; il augmente de volume, se creuse d'une cavité centrale, grandissant sans cesse : c'est l'*hydatide*.

L'hydatide est formée de parois épaisses à deux couches :

La couche externe est cuticulaire ;.

La couche interne est germinale : à ses dépens naissent de nombreuses têtes de tænias.

Petit à petit se forment sur cette membrane des vésicules proligères qui finissent par se pédiculiser et former des cavités secondaires, filles, analogues à la vésicule mère. Sur ces vésicules filles peuvent se développer des têtes de tænias.

Ces hydatides, d'un volume variant de celui d'un pois à celui du poing, contiennent un liquide transparent, chloruré sodique et des *scolex*, corpuscules blan-

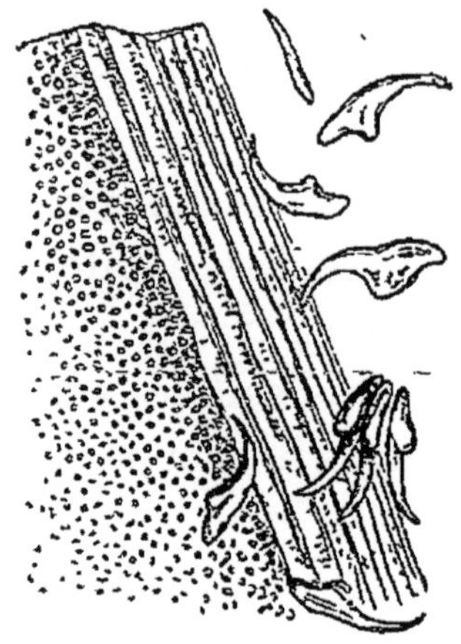

Fig. 27. — Crochets d'échinocoques.

châtres, portant à leur extrémité antérieure un bec avec 4 ventouses et une double couronne de crochets. Ils proviennent de la chute dans l'hydatide des têtes jeunes et nagent dans le liquide ; on les retrouve à la ponction des kystes hydatiques.

L'homme peut contracter le tænia échinocoque directement ou par la viande de boucherie.

(Fréquence de ce parasite en Islande, en Australie où hommes et chiens vivent en promiscuité).

PATHOLOGIE. — Les hydatides de l'homme se développent dans tous les tissus.

Par ordre de fréquence, c'est dans le foie, le poumon, le rein, la rate, etc.

Ils forment les *kystes hydatiques*.

— Il nous reste à signaler dans le groupe des tænias, àtitre de mémoire, certaines espèces moins fréquentes :

Tænia madagascariensis. — Découvert par Davanie. Il a 0,25 centimètres de long. Habite chez l'homme dans les îles du sud de l'Afrique. C'est un tænia armé.

Tænia dispar. — Choisirait la ·grenouille comme hôte de préférence.

Le Tænia murina. — Parasite des mulots signalé comme espèce particulière ; serait de la même famille que le tænia nana.

II. — BOTRIOCÉPHALES

2. *Groupe des Botrio-céphales.*
{ Botriocéphale latus.
    »   cordatus.
    »   grandis.

Botriocéphale latus. — CARACTÈRES. — Ver long de 10 à 20 mètres.

De couleur gris jaunâtre. La tête est longue de

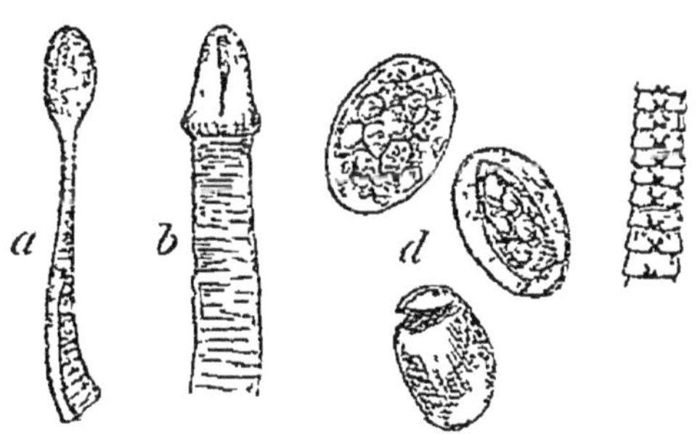

Fig. 28. — Tête du botriocéphale latus.
a, tête vue de côté; *b*, tête vue de face; *c*, anneaux; *d*, œufs.

2 millimètres, avec deux fossettes longitudinales jouant le rôle de ventouses.

Le cou est nul; les anneaux s'élargissent de plus en plus, atteignant de 0,5 à 1 millimètre de large.

Il y a parfois de 2 000 à 4 000 anneaux chez le même parasite.

L'utérus occupe la partie médiane de l'anneau.

L'orifice du canal déférent est au-dessus de celui de l'utérus.

Le botriocéphale est ovipare. Les œufs sont pleins de cellules protoplasmiques ; ils se développent dans l'eau.

L'embryon sort de l'œuf au 6ᵉ ou 8ᵉ mois, inclus dans une coque sphérique à cils vibratils fins et longs qui lui permettent de nager et d'évoluer. Il quitte cette coque après 5 ou 6 jours.

HABITAT. — Dans l'intestin grêle de l'homme à l'état parasite.

Chez le poisson à l'état larvaire.

TRANSMISSION. — Directe par les eaux de boisson. Indirecte par la chair du poisson.

Il existe surtout dans les eaux des lacs de Suisse, chez certains poissons tels que la perche, la truite, le saumon.

Botriocéphale cordatus. — CARACTÈRES. — Est plus petit que le précédent : de 0,60 à 1 mètre de long. La tête est courte, large, creusée d'un sillon longitudinal.

Le cou est nul. Les anneaux ont de 6 à 8 millimètres de largeur à leur maximum.

La rosette de l'utérus est plus étroite que chez le précédent.

HABITAT. — Dans l'intestin du chien, du phoque, du morse.

TRANSMISSION. — Directe et indirecte.

Botriocéphale grandis. — A été signalé par Blanchard. Les anneaux sont courts et larges. Sa longueur est de 8 à 10 mètres.

Pathologie des Cestodes. — Tous les Cestodes, sauf l'échinocoque, produisent, chez l'individu qu'ils habitent, des troubles variés, dépendant du nombre des parasites et de leur vigueur :

Des troubles locaux, douleurs intestinales, vomissements, anorexie ou boulimie, alternatives de diarrhées et de constipation ;

Des troubles nerveux généraux depuis les sensations prurigineuses au nez, à la bouche, à l'anus, jusqu'aux vertiges, éblouissements, troubles de l'ouïe et de la vue et phénomènes épileptiques.

TRAITEMENT. — Consiste : 1° A endormir le parasite avec du grenadier, de la graine de courge, de la racine de fougère mâle ;

2° Lorsqu'il a lâché prise, à en provoquer l'expulsion par un purgatif administré une demi-heure après l'anthelmintique.

B.-NÉMATODES

Ce sont des vers inarticulés, cylindriques, sans appendices locomoteurs, à tube digestif avec bouche, sans crochets ni anus.

L'appareil respiratoire est cutané et la circulation lacunaire.

Ils peuvent vivre à l'état libre ou parasitaire.

1. GROUPE DES STRONGYLIDES

Anchylostome duodénal. — CARACTÈRES. — Long de 6 à 10 millimètres, de couleur rosée.

Bouche cupuliforme ouverte en dessous, armée de deux paires de crochets cornés.

Le mâle possède une extrémité postérieure terminée

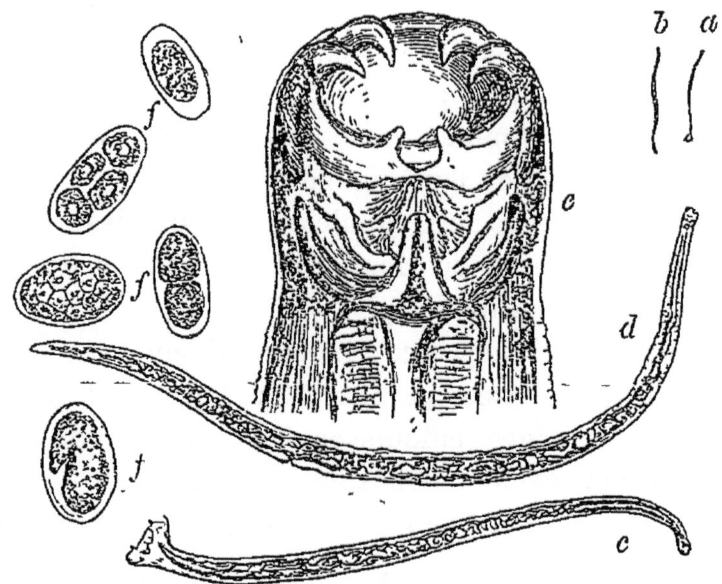

Fig. 29. — Anchylostoma duodenalis.
a, mâle et *b*, femelle grandeur naturelle ; *c*, *d*, vus à la loupe
e, tête ; *f*, œufs.

par une bourse membraneuse pourvue de 11 rayons. Le pénis est long et double.

La femelle, plus grande que le mâle, possède une vulve s'ouvrant sur le tiers postérieur du corps.

Les œufs ont une enveloppe simple ; ils sont rendus avec les selles et se développent dans la terre et la vase.

Habitat. — Dans l'intestin grêle de l'homme, où il s'implante et produit des hémorragies, véritables saignées qui peuvent mettre la vie du malade en danger.

Transmission. — Soit directement par les eaux de

boisson où les larves se développent, soit par la boue, les terres qui souillent certains ouvriers.

Strongylus gigas. — Syn. *Eustrongylus visceralis.* — CARACTÈRES. — C'est le plus grand des Nématodes.

Le mâle a de 15 à 5o centimètres de long. Il possède une bourse patelliforme postérieure d'où sort un spicule filiforme long et sans gaine.

La femelle a de 0,4o à 1 mètre de long.

La vulve est située à l'extrémité opposée de la bouche.

Leur bouche est petite avec 6 tubercules, l'œsophage petit, l'anus situé à l'extrémité postérieure.

Les œufs, ovoïdes et brunâtres, ont une coque épaisse.

HABITAT. — En général, le rein de l'homme.

On retrouve ses œufs dans les urines.

Cause souvent des hémorragies rénales.

TRANSMISSION. — Par les eaux, et sans doute par un hôte intermédiaire encore inconnu.

2. GROUPE DES ASCARIDES

Ascaride lombricoïde. — CARACTÈRES. — Semblable au ver de terre.

La femelle a de 20 à 25 centimètres, le mâle de 15 à 20 centimètres.

De couleur blanc laiteuse.

La bouche est triangulaire, avec 3 nodules arrondis et dentelures.

L'intestin est en forme de boyau cylindrique.

Le mâle a l'extrémité caudale recourbée avec deux spicules courts et aigus.

Deux ganglions, en collier œsophagien, forment le système nerveux.

Habitat. — Intestin grêle de l'homme.

Surtout chez l'enfant, peut remonter dans l'estomac, l'œsophage, être rendu par vomissement, provoquer l'asphyxie par introduction dans la trachée.

Transmission. — Est directe : par les eaux de boissons et les légumes qui contiennent les œufs.

3. Groupe des anguillules

Anguillule intestinale. — Caractères. — Ver filiforme, de 2 millimètres de long.

Cosmopolite et, sans doute, hermaphrodite.

L'extrémité postérieure est effilée.

Les embryons, rejetés avec les matières fécales, ont 1 millimètre de long.

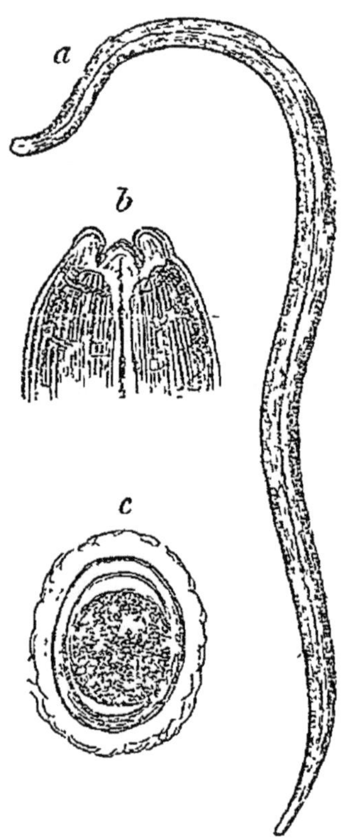

Fig. 3o. — *a*, Ascaris lombricoïde; *b*, tête; *c*, œuf.

Les uns deviennent mâles, les autres femelles.

Chaque femelle pond 20 à 3o petits.

C'est cette deuxième génération qui reproduit le type de l'anguillule à l'état larvaire.

Habitat. — A l'état larvaire dans les matières fécales, surtout dans les selles des cholériques et des dysentériques ; très fréquent en Indo-Chine. A l'état parasitaire dans l'intestin de l'homme.

Transmission. — Par les eaux potables ou les légumes arrosés de déjections humaines.

4. Groupe des oxyures

Se rattacherait à celui des ascarides.

Oxyure vermiculaire. — Caractères. — Petit ver filiforme, blanchâtre.

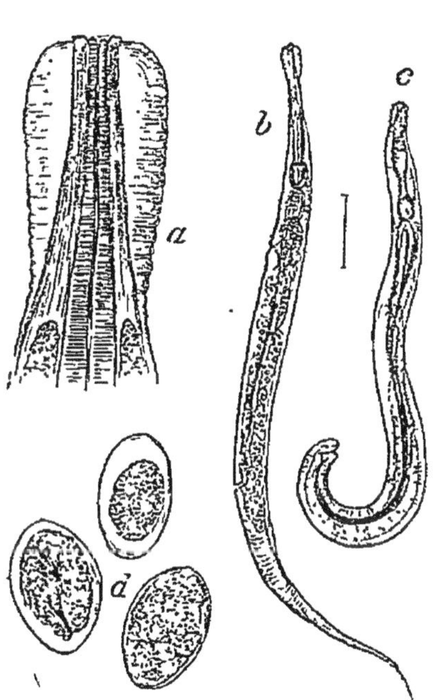

Le mâle a de 2 à 5 millimètres, la femelle de 5 à 10 millimètres.

L'extrémité postérieure du mâle est enroulée en spirale.

Les œufs sont ovales, irréguliers, à mince enveloppe.

Habitat. — Le gros intestin, l'intestin grêle, surtout le rectum des enfants.

Transmission.—Les œufs sont ingérés avec les eaux de boisson,

Fig. 31. — Oxyuris vermicularis.
a, tête ; *b*, femelle ; *c*, mâle ; *d*, œufs.

les légumes, et se développent dans l'intestin de l'homme.

5. Groupe des trichocéphales

Trichocéphale dispar. — Caractères. — Ver filiforme, de 4 à 5 centimètres.

Le mâle est en spirale, effilé à sa partie antérieure,
plus épais à sa partie posté-
rieure.

La femelle est le plus souvent rectiligne.

Les œufs sont ovoïdes, brunâtres, avec excroissances en
forme de bouchons aux extrémités.

Se développent dans l'hu-
midité.

Habitat. — Dans le cæcum
de l'homme.

On le rencontre souvent
dans l'appendice ; on l'a in-
criminé dans la pathogénie
de l'appendicite (Mentchi-
koff).

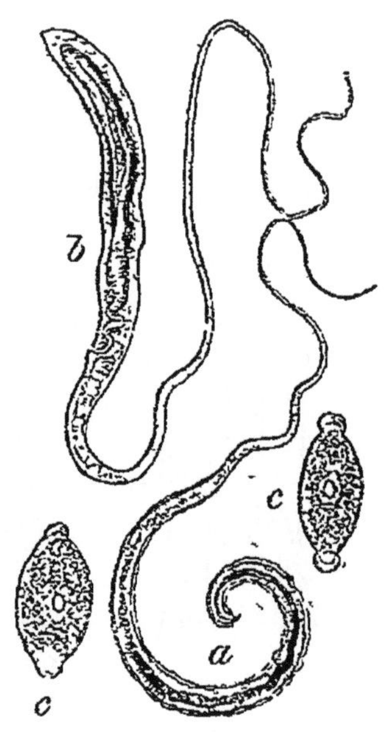

Fig. 32. — Trichocepha-
lus dispar.

a,mâle; *b*, femelle; *c*, œufs.

Transmission. — Par les eaux et les légumes.

Trichina spiralis. — Caractères. — Ver de 3 à
5 millimètres de long.

Légèrement strié transversalement. Aminci en avant,
arrondi en arrière.

Le mâle est plus petit. La femelle est vivipare.

Habitat. — L'intestin grêle de l'homme à l'état
adulte.

Les tissus à l'état larvaire (*trichinose*).

TRANSMISSION. — Les hôtes habituels sont les rats, les souris, qui sont mangés par le porc. Chez le porc, la trichine est à l'état larvaire. La viande de porc est, à son tour, mangée par l'homme. En contact avec le suc gastrique, la coque de l'embryon est détruite; celui-ci est mis en liberté, il se rend de l'intestin dans les tissus.

Dans les tissus, il s'enroule en spirale, forme un kyste avec une enveloppe conjonctive.

PATHOLOGIE. — Les troubles sont en rapport avec le nombre des parasites.

Arrivés dans les tissus, ces embryons y provoquent des phénomènes douloureux et inflammatoires. Des troubles fonctionnels en sont la conséquence : c'est ainsi que l'envahissement des intercostaux et du diaphragme provoque souvent une dyspnée pouvant aller jusqu'à l'asphyxie.

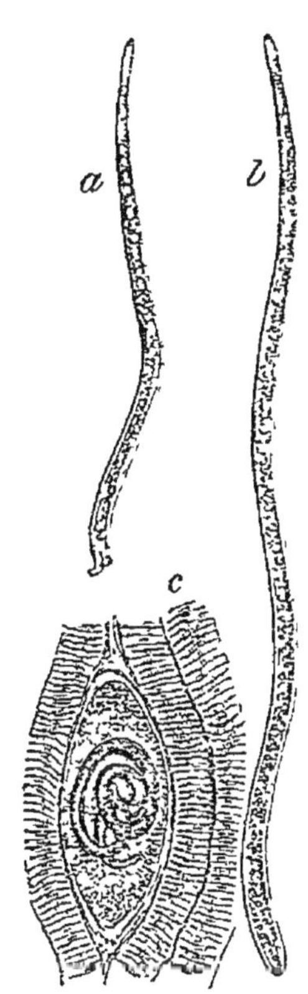

Fig. 33. — Trichine intestinale.

a, mâle; b, femelle; c, dans les muscles.

Le traitement sera prophylactique.

On mangera très cuite la viande de porc.

Curatif, le traitement s'adressera directement au ver.

6. Groupe des filaires

Filaire de Médine. — Caractères. — Ver long, mince comme un fil.

De 0,80 à 1 m. 50 de long. Blanc jaunâtre.

On ne connaît que la femelle.

La bouche est entourée de six papilles.

L'extrémité postérieure est terminée par une pointe effilée.

Habitat. — A l'état transitoire dans l'intestin de l'homme où elle ne fait que passer.

Dans le tissu cellulaire de l'homme où elle se localise et provoque des abcès.

Elle existe surtout dans les pays tropicaux.

Transmission. — La filaire, rejetée du corps humain, tombe dans l'eau, se rompt : les embryons sont mis en liberté et avalés par un petit crustacé, le cyclope.

Le cyclope est avalé à son tour par l'homme avec les eaux de boisson et les légumes.

Pour certains auteurs, la filaire pourrait s'introduire directement chez l'homme dans son lieu d'élection.

Pathologie. — Va former, après avoir quitté l'intestin de l'homme, des petites tumeurs, d'abord indolentes, qui peuvent devenir ensuite volumineuses, douloureuses et s'abcéder.

La filaire sort des abcès, qui sont localisés de préférence autour des chevilles.

On la retire en l'enroulant avec précaution, et sans la briser, sur un bâtonnet.

Filaire du sang. — Caractères. — Ver blanc, de 9 à 10 centimètres.

La femelle seule est bien connue ; elle est vivipare.

HABITAT. — A l'état adulte occupe les vaisseaux lymphatiques, en amont des ganglions qu'elle ne peut traverser.

Les larves franchissent les ganglions.

Pendant le sommeil, les larves passent dans le sang.

On en a compté de 100 000 à 150 000 chez le même individu.

TRANSMISSION. — Se fait par les moustiques.

La nuit, les moustiques, en piquant les malades, enlèvent les larves avec le sang.

Les moustiques vont pondre dans l'eau et meurent à côté de leur ponte ; les larves s'échappent dans l'eau.

Les eaux sont bues par l'homme.

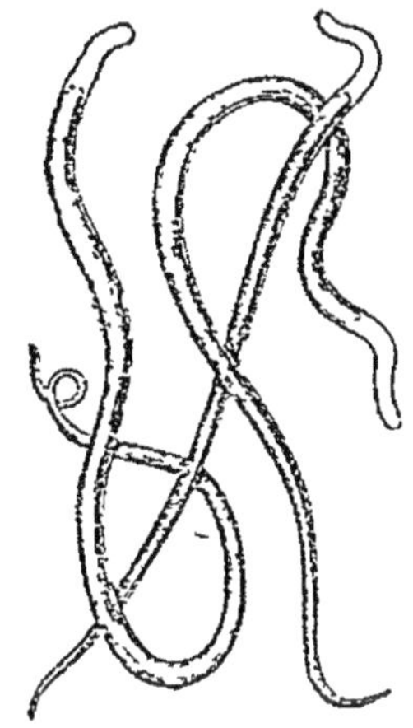

Fig. 34. — Filaire du sang chez l'homme. (Leuckart.)

PATHOLOGIE. — Ce parasite provoque des maladies spéciales dans certains pays (Asie, Afrique, Australie, Amérique du Sud) : l'éléphantiasis des Arabes, la chylurie, l'hématochylurie lui seraient dues.

On peut trouver la filaire du sang et ses embryons dans les urines et les selles des malades.

Le traitement consiste à ne boire dans certains pays que des eaux filtrées ou bouillies.

Il reste à citer, pour mémoire, certaines filaires :

La **filaire diurne** ;

La filaire de la conjonctive ;

La filaire inerme, etc.

———

Pathologie des Nématodes. — Tous les Nématodes provoquent, en général, des troubles locaux : ténesme, prurit anal, secrétions muco-purulentes, douleurs intestinales ; des troubles généraux nerveux pouvant aller jusqu'aux convulsions avec hypothermie. Il y a aussi une pathologie spéciale à différents groupes.

Le traitement sera surtout prophylactique.

Curatif, il consistera en purgatifs et anthelmintiques : semen contra, santonine, etc.

C. — TRÉMATODES

Vers courts, à corps mou, aplati, inarticulé.

La bouche est située au fond d'une ventouse ou entre deux ventouses sans crochets.

L'appareil digestif est simple ou ramifié.

Pas d'anus. Respiration cutanée.

Le système nerveux est constitué par des ganglions périœsophagiens.

Évolution schématique des trématodes. — Peuvent vivre à l'état parasite ou larvaire.

Ils sont ovipares. Les œufs sont allongés, recouverts d'un opercule.

Les œufs, rendus avec les déjections, se développent dans l'eau. Il se forme à l'intérieur de l'œuf une larve hérissée de cils vibratiles.

La coque de l'œuf se rompt : les larves abandonnées nageront avec les cils, pénétreront dans le corps d'un mollusque, s'y développeront par voie assexuée ; elles prendront une forme : c'est le *cercaire*.

Le cercaire possède un appendice caudal très développé qui servira à la natation.

La partie antérieure du corps possède un œil et un aiguillon. Avec l'aiguillon, le cercaire passera à travers les tissus de l'organisme où il se trouve et retournera dans l'eau pour pénétrer dans un second animal.

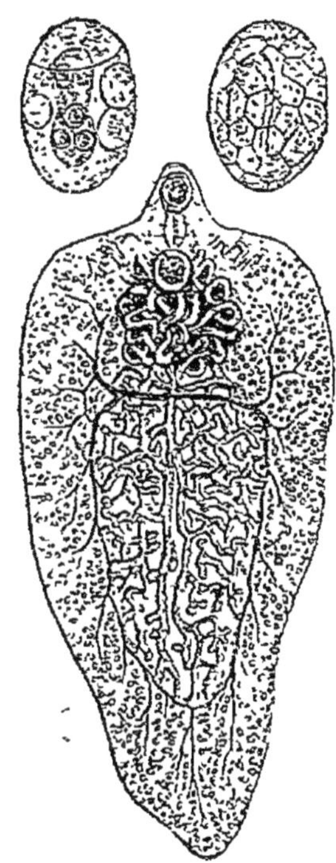

Fig. 35. — Douve du foie et œufs.

Une fois dans le second animal, son aiguillon s'atrophie. Le parasite s'enkyste, avant d'être absorbé par l'organisme définitif où il se développera en entier, acquerra des organes génitaux, pondra des œufs, pour recommencer l'évolution que l'on vient d'indiquer.

———

Douve du foie. — CARACTÈRES. — Forme ovale, lancéolée, couleur grisâtre. De 20 à 30 millimètres de long, de 4 à 12 millimètres de large.

Ventouse antérieure petite, arrondie.

Ventouse postérieure plus grande.

Les organes sexuels sont placés entre les ventouses.

HABITAT. — A l'état larvaire chez les mollusques.

A l'état adulte chez le mouton, le bœuf, l'homme, etc.

TRANSMISSION. — Les œufs sont entraînés dans les eaux, les herbages ; ils sont absorbés par la lymnée, mollusque très commun. La lymnée à son tour est avalée par les animaux, surtout par le mouton.

L'homme ingère le parasite en mangeant les viandes de mouton.

Il peut l'absorber directement avec les eaux de boisson et les légumes.

PATHOLOGIE. — L'infection des ruminants se fait en général de juin en septembre.

En un mois le parasite se développe : l'animal tombe malade, son appétit disparaît, il se cachectise. Apparaît l'hydropisie des joues, du cou, des jambes, la diarrhée rebelle qui le fait mourir. A l'autopsie, on trouve le parasite surtout dans la région hépatique. L'homme atteint de la maladie présente les mêmes signes.

Le traitement est surtout prophylactique.

Distoma lanceatum. — Ce parasite est plus petit que le précédent, il possède les mêmes caractères.

Sa forme est lancéolée.

HABITAT. — Le foie des ruminants et de l'homme.

TRANSMISSION. — Se fait par un mollusque, le Planorbis marginata.

Distoma hœmatobia. — Syn. Hœmatobia Bilharzia.

CARACTÈRES. — Ver long de 12 à 15 millimètres.

De couleur blanchâtre.

Aplati dans sa partie antérieure, arrondi dans le reste de son étendue. Le corps est formé d'un cylindre canaliculé. Dans ce canal se trouve la femelle, plus mince et bien moins longue que le mâle.

HABITAT. — Vit dans le sang de l'homme, surtout

dans la veine porte, les veines spléniques, intestinales et vésicales. Fréquent en Egypte et dans certaines parties de l'Afrique.

TRANSMISSION. — Les œufs ne se développent que dans l'eau ; l'animal intermédiaire est un mollusque qu'on ne connaît pas.

Une fois dans l'intestin, l'animal pénètre dans les vaisseaux. Ce sont surtout les œufs qui sont dangereux.

PATHOLOGIE. — Le parasite pond ses œufs dans le sang. Ces œufs pourront obliter des petits capillaires et produire des désordres de stase sanguine et de suppuration.

Le parasite peut provoquer la rupture de petits vaisseaux et produire des hémorragies intestinales (dysenterie), vésicales, etc.

Le traitement est prophylactique : il consiste à faire bouillir, dans certains pays, les eaux de boissons suspectes.

Restent à signaler d'autres trématodes plus rares :

Distoma Ringeri : habite le poumon de l'homme et y provoque des hémoptysies (Japon, Corée) ;

Distoma Japonica (Blanchard), fréquent surtout en Chine ;

Distoma Conjoncta (Cobbold), vit chez le chien, le renard, l'homme à Calcutta.

Amphiostum hominis. — Ce sont des vers rougeâtres, à ventouse ventrale située à l'extrémité postérieure et antérieure.

De 5 à 10 millimètres de long. Vivent dans le tube digestif de l'homme. Leur évolution est peu connue.

Dans la classe des vers, nous ferons rentrer les Hirudinées ou Sangsues qui peuvent être parasites accidentels de l'homme.

D. — HIRUDINÉES

A citer la **Sangsue officinale** qui vit en parasite externe ;

La **Sangsue de cheval** qui vit dans les eaux douces ; elle est absorbée par l'homme avec les eaux de boisson, se fixe dans le pharynx ou l'œsophage et provoque des hémorragies ou des accidents de suppuration.

CHAPITRE III

ARTHROPODES

A. — DIPTÈRES

Cette classe comprend : les *diptères*, les *hémiptères* et les *acariens*.

Ce sont des insectes à deux ailes, dont la mouche d'appartement est le type.

Ils vivent chez l'homme à l'état adulte ou larvaire. On doit distinguer :

Les larves de la peau et des tissus;

Les larves de l'intestin.

a. — LARVES DE LA PEAU ET DES TISSUS

Les mouches déposent leurs œufs dans les cavités naturelles ou les plaies ; ces œufs s'y développent et donnent des larves qui provoquent souvent des phlegmasies.

Dans les pays chauds, les accidents sont beaucoup plus graves.

1. *Groupe des muscides.*

Lucillia macellaria. — C'est la Lucilie bouchère, la mouche dorée, à 3 bandes noires longitudinales sur le thorax. Le corps est arrondi, ramassé, de teinte cuivrée métallique.

PROPAGATION. — Cette mouche, hominivore, pond

ses larves dans les cavités naturelles malpropres, oreilles, fosses nasales et dans les plaies.

PATHOLOGIE. — Apparition d'une phlegmasie avec hémorrhagies locales. Dans les fosses nasales la propagation se ferait aux sinus et la mort serait rapide.

TRAITEMENT. — Quand les larves sont visibles on les détruit facilement.

Ochromya anthropophaga.— C'est le Ver de Cayor ou du Sénégal.

Insecte de 10 millimètres de long, de couleur marron-foncé sur le dos, marron-clair sur le ventre.

PROPAGATION. — Les larves sont pondues surtout sur la face postérieure du tronc et des membres inférieurs chez l'homme.

Elles provoquent des boutons d'apparence furonculeuse.

Sarcophila magnifica. — Mouche de taille moyenne, gris cendré, avec stries longitudinales sur l'abdomen et le dos ; 3 taches noires : une médiane et deux latérales.

PROPAGATION. — Analogue à celle de la Lucilie.

Ce parasite serait surtout fréquent dans le nord de l'Europe, en Russie et en Sibérie.

A signaler encore :

Musca vomitoria. — Mouche bleue de la viande où elle dépose ses œufs.

Sarcophaga carnaria — C'est la mouche jaune qui vit sur les matières en putréfaction.

2. *Groupe des Œstrides.*

Dermatobia noxialis. — C'est presque la grosse mouche bleue des appartements.

Les œufs déposés sous la peau éclosent les larves qui provoquent des phlegmasies circonscrites sans gravité.

Le bœuf, le chien hébergent souvent ces parasites en quantité.

Dermatobia cyanoventris. — Fréquent en Amérique.

Hypoderma bovis. — Mouche noire, velue, qui attaque aussi l'homme.

Hypoderma diana. Mouche grisâtre qui vit dans la peau des cerfs et des chevreuils.

b. — LARVES DE L'INTESTIN

Certaines larves de Diptères sont ingérées par l'homme, se développent dans l'intestin et y provoquent des accidents.

Calliphora erythrocephala. — Très voisine de la mouche bleue des viandes.

Cyrtoneura stabulans. — Très fréquente, vulgaire (Laboulbène).

Drosophila melanogastra. — Se développe surtout dans les laitages qui commencent à fermenter.

Pollenia rudis. — Peuvent vivre par centaines chez le même individu.

Teichomyza Fusca. — Très commune, se rencontre surtout aux abords des latrines.

Pathologie. — Toutes ces larves produisent des troubles digestifs variables suivant le nombre des parasites : ce sont des coliques avec diarrhées, vomissements et signes généraux. Les larves sont en général rejetées avec les matières fécales après un temps déterminé.

B. — HÉMIPTÈRES

Ce sont des animaux à appendices buccaux, disposés pour la succion.

La bouche possède une trompe molle avec crochets et 4 stylets aigus.

Les pattes sont terminées par un crochet qui leur permet de se maintenir aux poils.

Poux de la tête. — Petits, allongés de 1 à 2 millimètres, grisâtres. Pondent des œufs ternes qui restent attachés aux cheveux et éclosent en 8 jours.

Habitat. — Les cheveux des individus malpropres.

Pathologie. — Leur présence détermine du prurit, qui amène des lésions de grattage, point de départ d'infections secondaires, cutanées et ganglionnaires, eczémateuses.

Traitement. — Couper les cheveux, laver au pétrole et au sublimé.

Poux du corps. — Plus large, plus long que le précédent : de 2 à 4 millimètres. De couleur blanc sale. Il se rencontre surtout dans les vêtements des pauvres gens.

PATHOLOGIE. — Provoque des lésions papuleuses du volume d'un grain de millet.

Les points d'élection de ces lésions sont le tronc, la nuque, le dos. Lésions de grattage secondaires, furoncles, lymphangites.

Poux des malades. — De même taille que le précédent. De couleur jaune pâle.

Pond ses œufs dans l'épiderme des malades. Détermine dans les tissus des phlyctènes d'où sortent de petits poux. La multiplication peut être très rapide.

Poux du pubis (ou morpion). — Long d'un millimètre, forme aplatie, couleur brun-rougeâtre, adhère aux poils du pubis et de l'aisselle.

Se transmet par rapports sexuels, les draps, vêtements, etc.

PATHOLOGIE. — Il adhère aux poils des individus bien portants. Les individus atteints présentent des taches bleues qu'on attribuait jadis à la typhoïde. Le prurit qu'ils provoquent est nocturne.

Le traitement consiste, comme pour tous les hémiptères en désinfection rigoureuse, lavages au pétrole et au sublimé.

Acanthes ou Punaises. — Ce sont des parasites dangereux par leurs piqûres douloureuses et nombreuses.

On distingue : la punaise des lits, la punaise ciliée, etc.

Ce sont des animaux grisâtres velus, ovales, se colorant en brun après succion.

La tête est allongée, les yeux noirs, le bec court,

Entre les pattes de derrière est située une glande qui secrète un liquide d'odeur pénétrante.

Puce vulgaire. — Parasite suceur, ovale, brun-luisant. Le dos et l'abdomen sont carénés.

La tête petite, avec antennes courtes, a deux yeux arrondis. Le mâle est plus petit. Les œufs pondus éclosent au 10e jour. La larve, petit ver cylindrique, devient nymphe et se développe en un mois.

La puce se nourrit de sang ; sa piqûre provoque des taches ponctuées, rougeâtres, entourées d'une ampoule.

Puce chique (ou puce pénétrante). — Elle vit dans les pays chauds, en Amérique, au Brésil, à la Guyane.

Parasite jaunâtre, de 1 millimètre de long.

La femelle fécondée pénètre, à l'aide de ses mandibules, sous l'épiderme.

Elle fixe sa tête dans l'intérieur des tissus, le reste du corps dirigé à l'extérieur.

Les œufs éclosent comme ceux de la puce ordinaire.

Une fois fixé, le parasite peut devenir très gros (gros pois), l'abdomen seul se développe.

Introduit dans les tissus, il peut donner lieu à des abcès et parfois même à des ulcérations.

Traitement. — Est surtout prophylactique. Il consiste, dans certaines régions, à éviter les herbes sèches et les terres où la puce chique abonde.

Une fois dans l'organisme, son extraction est des plus simples.

C. — ACARIENS

Les acariens ont un corps discoïde, globuleux ; l'abdomen et le céphalothorax sont confondus. La bouche possède des appendices pour la succion. La respiration est trachéenne.

Sarcopte de la gale (Acarus Scabiei). — Parasite blanchâtre. La tête, arrondie, possède 8 demi-mâchoires et deux pulpes. Le corps a 8 pattes terminées par des ventouses. La femelle pond jusqu'à 5o œufs dans l'épiderme. En 15 jours, les larves arrivent à l'état adulte.

ÉVOLUTION. — La femelle pénètre sous l'épiderme, creuse des sillons de 2 millimètres à 2 centimètres de long, flexueux, contournés, surtout visibles aux poignets, aux aisselles. Elle pond ses œufs dans les sillons et meurt après la ponte.

C'est le parasite de la gale.

Demodex pileux. — Ce parasite se différencie des sarcoptes par son abdomen allongé et ses pattes terminées par des crochets analogues à ceux des Cestodes.

Il habite les glandes sébacées et les follicules pileux de l'homme dans les régions du nez et des oreilles. C'est le *comédon vulgaire*, pouvant provoquer des poussées d'acnée et des éruptions pustuleuses.

Rouget. — C'est le Leptus autumnalis, l'*acare des récoltes*.

Parasite très commun dans le centre et l'ouest de la France. Se rencontre dans les herbes. De 3 millimètres de long.

Couleur rouge orangée, possède 3 paires de pattes.

La douleur provoquée par sa morsure est très cui-

sante ; la peau rougit de suite se gonfle et se phlycté-
nise.

A signaler encore :

Le **Sphœrogyna ventricosa**, qui vit dans les blés.

Le **Sarcopte de la Guyane** qui vit chez les rongeurs
de la Guyane et accidentellement chez l'homme.

Le **Tlasahuate du Mexique**, qui se fixe aux pau-
pières et aux oreilles de l'homme.

L'**Alacrobius farinæ**.

Le **Sarcopte du chat**.

PARASITES VÉGÉTAUX

Les parasites végétaux sont aussi pathogènes ; ils appartiennent à deux familles :

Les *Hypomycètes* ou *moisissures* ;

Les *Schizomycètes* ou *bactéries*.

Nous ne nous occuperons ici que du premier groupe, l'étude spéciale des bactéries ayant été faite plus haut (voir pages 3 à 57).

HYPOMYCÈTES

Ce sont des réceptacles filamenteux, simples ou rameux, cloisonnés ou non.

Leur diamètre, uniforme, ne dépasse guère 3 μ.

Ils produisent des spores, disposées en chapelet, persistantes ou caduques. Ces champignons peuvent se cultiver sur gélatine, gélose, bouillon.

Nous allons étudier les principaux et les plus connus au point de vue pathologique.

Achorion Schœnleini. — Occasionne la teigne faveuse. Ce parasite se produit dans toutes les régions où il y a des poils.

Fréquent chez le rat, le chat, le chien, l'homme.

La contagion est directe d'animal à homme ou d'homme à homme.

RECHERCHE. — On dépose sur une lamelle une goutte de solution de potasse caustique à 40 p. 100, on y place le cheveu, on recouvre avec une autre lamelle, on chauffe sur un bec Bunsen jusqu'à formation d'une bulle, on laisse refroidir, on examine au microscope (ces préparations ne se conservent pas).

CULTURES. — Bouillon, gélose glycérinée.

MORPHOLOGIE. — Nombreux filaments mycéliens sporulés ou non, simples ou ramifiés en forme de fourche. Les réceptacles sont des tubes plus larges avec des granulations arrondies ou spores. Les spores sont isolées ou réunies en chapelet; elles ont de 3 à 7 μ.

BIOLOGIE. — Parasite aérobie; son développement s'effectue à 33°. Les inoculations n'ont rien donné.

EVOLUTION. — Une spore arrive sur un poil. Elle pénètre dans les tissus qui l'environnent, donne naissance à un filament qui représentera bientôt de nombreuses ramifications. Celles-ci envahissent le poil, qui se dessèche et tombe. Autour de la base d'implantation du poil se forme un bourrelet jaune-rougeâtre. Les poils de voisinage sont envahis, le bourrelet s'agrandit, son centre se gode et la teigne faveuse est constituée.

Les parasites ont tendance à se développer du centre à la périphérie. Souvent, à mesure que l'accroissement en périphérie s'accentue, le centre se guérit.

Trichophyton. — Produit les trichophyties. Sabouraud distingue deux espèces de trichophytons :

Le trichophyton endothrix, cause de la teigne tonsurante, de l'herpès circiné ;

Le trichophyton ectothrix, cause du sycosis.

1. *Trichophyton endothrix* — Se développe en dedans du poil, dans le cuir chevelu, surtout chez les enfants avant 15 ans. La propagation est directe ; il existe parfois de véritables épidémies.

RECHERCHE. — Se fait comme pour l'achorion.

CULTURES. — Bouillon et gelose. Formation d'un tapis feutré blanchâtre avec nervures rayonnant du centre à la périphérie.

MORPHOLOGIE. — Les filaments mycéliens présentent deux bifurcations ; les spores sont ovales, incolores, en chapelet.

BIOLOGIE. — Ne se développe pas en milieux acides. Les inoculations n'ont rien donné.

EVOLUTION. — La spore du parasite arrive sur le poil, se développe dans sa racine. Les filaments montent parallèlement à l'axe du poil ; au niveau de l'épiderme ils gagnent les poils voisins, ils tendent à envahir en grande étendue. Les poils attaqués se gonflent, se fendillent, tombent.

Leur disparition forme sur le cuir chevelu des plaques ayant parfois jusqu'à 8 et 10 centimètres de diamètre ; la teigne tonsurante est ainsi constituée.

Le parasite peut se développer sur les autres parties du corps couvertes de poils follets, mais son évolution est la même : il causera dans ce cas l'herpès circiné.

2. *Trichyphyton extothrix* — Se développe en dehors du poil et forme autour de lui une collerette.

CULTURES. — On fait la recherche comme il est indiqué.

Les cultures de choix se font sur le moût de bière gélosé : apparition d'une culture blanche.

MORPHOLOGIE. — Les filaments forment une masse compacte dans la gaine épidermique du poil.

Les spores sont grosses, elles peuvent atteindre jusqu'à 15 et 18 μ de diamètre.

BIOLOGIE. — Il peut vivre à l'état de saprophyte. Les inoculations n'ont rien donné; il est pyogène.

ÉVOLUTION. — Est identique à celle du précédent; il se forme en plus, au niveau des poils attaqués, des tubercules qui suppurent, s'altèrent, laissent suinter une sécrétion séro-purulente qui, en séchant, agglutine les poils. Tous ces signes constituent la tricho-phytie sycosique.

Microsporon furfur. —Produit le pityriasis versi-colore.

Il se développe de préférence chez les surmenés, les cachectiques, les tuberculeux, etc.

Le mode de propagation est normal.

RECHERCHE. — On détache par râclage des squames épithéliales au niveau d'une plaque de pityriasis et on traite ces squames par la potasse.

Les cultures sont mal connues.

BORNE.

Morphologie. — Les tubes de mycelium sont allongés, peu flexueux. Les spores sont discoïdes, analogues à des globules du sang, avec noyau volumineux entouré de protoplasma granuleux et d'une enveloppe.

Évolution. — La maladie se développe surtout dans les parties couvertes du corps et tend à devenir chronique.

Microsporon minutissimum. — Produit l'érythrasma.

On ne connaît pas son mode de développement. Il se localise chez l'homme à la région inguinale et aux aisselles.

Il est formé de tubes grêles, flexueux, les uns vides, les autres pleins de spores.

Les spores sont petites, rondes, libres.

Évolution. — Est très lente.

Microsporon Audouini. — Produirait les pellicules. On ne connaît que les spores du parasite.

Oïdium albicans. — Produit le muguet.

Il se développe sur les muqueuses, de préférence dans la bouche des enfants athrepsiques et des individus cachectiques.

Son milieu de développement doit être acide.

Recherche. — On prélève un petit fragment dans la stomatite crémeuse, on dissocie dans la glycérine, on colore par le Gram.

Cultures. — Elles sont toutes bonnes.

Morphologie. — Il est formé de filaments cylindriques, droits ou courbes, simples ou ramifiés, de 3 à 5 μ de large, de 5o à 6o μ de long. Souvent ces filaments sont placés et associés bout à bout. Ils contiennent des spores à leur intérieur, libres, sphériques ou adhérentes à la muqueuse.

Biologie. — La température idéale est 36°. Ne se développe qu'en milieu acide.

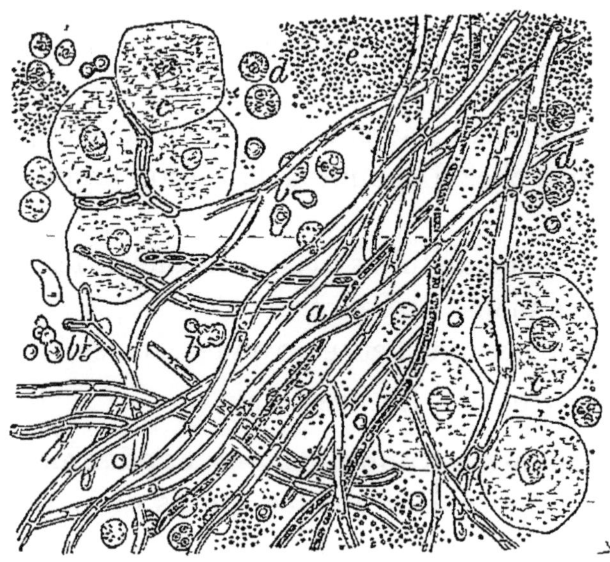

Fig. 36. — Oïdium albicans.
a, myceliums; *c*, cellules; *d*, leucocytes.

Les inoculations intra-veineuses ont produit une mycose généralisée suivie de mort.

Évolution. — Est rapide et la tendance à la propagation aux muqueuses voisines est fréquente.

Aspergillus. — Produit la tuberculose aspergillaire.

Ces parasites sont des champignons jaunes ou brunâtres, qui vivent à l'état de moisissures sur les substances gâtées ou dans les graines.

Ils se développent chez l'homme et chez les animaux.

RECHERCHE. — Dans les crachats, par coloration et examen microscopique.

CULTURES. — Sur *bouillon* on obtient une culture grêle et tardive.

Gélatine. — Le développement est lent, les spores n'apparaissent que dans la quatrième semaine.

Gélose. — A 37°, léger enduit blanc le long de la strie.

MORPHOLOGIE. — Myceliums filamenteux, blanchâtres, terminés par des réceptacles renflés d'où naissent des spores arrondies, brunes-verdâtres, ayant de 3 à 4 μ de diamètre.

BIOLOGIE. — Ce parasite ne se développe qu'à partir de 22°. L'animal de choix pour les inoculations est le pigeon.

ÉVOLUTION. — Les spores et les poussières d'aspergillus provoquent chez les animaux et chez l'homme des épidémies de pneumonies. La tuberculose aspergillaire en est la conséquence ; elle sévit surtout chez les gaveurs d'oiseaux.

Souvent ce parasite s'associe au bacille de Koch.

Actinomyces. — C'est très probablement un parasite de la famille des algues.

RECHERCHE. — Se fait dans le pus des tissus envahis par la maladie, sur les petits grains d'actinomyces.

CULTURES. — Sur *bouillon* se développe à 37° en 5 ou 6 jours.

Sur *gélatine*, le développement est très lent.

Sur *gélose* et *sérum*, en 5 ou 6 jours il se forme des colonies blanchâtres, sèches, résistantes, qui confluent rapidement.

MORPHOLOGIE. — L'examen se fait directement après avoir écrasé les petits grains d'actinomyces

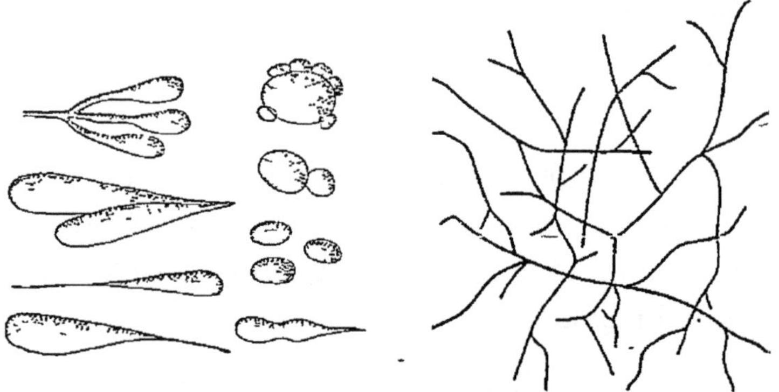

Fig. 37.
Actinomyces.

Fig. 38. — Actinomyces en culture de bouillon.

retirés du pus. On place dans une goutte de glycérine sous le microscope, après coloration par le Gram.

Les grains sont constitués par des petits corps mûriformes, composés d'une masse centrale feutrée, avec de nombreux rayons divergents renflés en massue à leur extrémité libre.

Les filaments sont enchevêtrés, ils ont de 10 à 12 μ de long ; les massues ont de 20 à 30 μ de long.

BIOLOGIE. — C'est un bacille assez résistant ; à 70° ses cultures sont tuées en 10 minutes.

Le sublimé à 1/1000 tue les spores en 5 minutes.

L'acide phénique à 5/100, avec une goutte de bleu

de méthylène à 1/100, stérilise 10 centimètres cubes de culture.

C'est un anaérobie facultatif ; la température idéale de développement est 37°.

ASSOCIATIONS. — Presque tous les bacilles de la suppuration peuvent s'associer avec lui.

Le bacille de Koch l'accompagne souvent.

ÉVOLUTION. — Il détermine une maladie caractérisée par la formation, dans les os maxillaires et la langue du bœuf, de tumeurs dures, sarcomateuses, qui finissent par se ramollir et s'abcéder.

Chez l'homme, cette maladie peut se développer au niveau de tous les organes : c'est l'actinomycose.

LIVRE III

UROLOGIE

EXAMEN DU SANG. PUS. CRACHATS. — CYTODIAGNOSTIC. —
CHIMISME GASTRIQUE

EXAMEN ET ANALYSE DES URINES

GÉNÉRALITÉS

Une analyse complète des urines comprend l'examen des :

Caractères généraux ;
Éléments normaux ;
Éléments anormaux ;
Éléments microscopiques.

On doit toujours opérer sur des urines des dernières 24 heures. On doit posséder ou tout au moins connaître exactement le volume des urines de 24 heures. On doit savoir si ce sont des urines d'homme ou de femme.

Les urines diffèrent dans la série animale. On les rattache à trois types bien définis :

Urines jumenteuses (ou des herbivores) :
Très foncées, troubles ;
Nombreux dépôts par le repos ;
Beaucoup d'acide hippurique ;
Pas ou peu d'acide urique ;
Réaction franchement alcaline.

Urines carnivores :
Colorées, limpides, transparentes ;
Peu ou pas de dépôt par le repos ;
Beaucoup d'acide urique ;
Pas d'acide hippurique ;
Réaction franchement acide.

Urines omnivores. — Ce sont celles de l'homme sain.

Elles sont intermédiaires aux deux groupes précédents :
Peu colorées, limpides ;
Dépôt moyen par le repos ;
Acide urique ;
Peu d'acide hippurique ;
Réaction légèrement acide.

CARACTÈRES PHYSIQUES

COULEUR. — Teinte jaune citrin, jaune ambré.

ODEUR. — *Sui generis* à l'émission, devient fade petit à petit, et bientôt ammoniacale.

ASPECT. — Limpide, transparente à l'émission.
Parfois se trouble dès le début pour reprendre une couleur transparente.

CONSISTANCE. — Fluide, mousseuse dans le vase.

DÉPÔT. — Nul, parfois floconneux, peu abondant.

TEMPÉRATURE. — Celle du corps.

VOLUME. — En 24 heures :
Homme, 12 à 1 400 centimètres cubes ;
Femme, 10 à 1 200 centimètres cubes.

A l'âge adulte, les boissons, la nourriture animale, le froid ont la propriété d'augmenter le volume des urines.

Les circonstances qui favorisent l'exhalation pulmonaire diminuent le volume de l'urine. Les urines sont donc plus rares en été. De même leur quantité est en rapport inverse de la transpiration.

DENSITÉ. — Moyenne 1 020.
En sens inverse du volume.

RÉACTION. — Normale : acide ; rougit le papier bleu de tournesol à l'émission.

L'acidité est due à l'acide oxalique (2 grammes en 24 heures). .

Devient neutre assez rapidement, puis alcaline, grâce aux produits de décomposition.

Plus acide chez l'enfant.	Moins acide chez le vieillard.
Plus acide chez la femme.	
Plus acide avec l'alimentation lactée	Moins acide avec l'alimentation végétale.
Plus acide avec l'alcool.	
Plus acide le lendemain de fatigues.	Moins acide pendant 4 à 5 heures après les repas.
Plus acide pendant le sommeil.	Moins acide pendant les veilles.

CARACTÈRES GÉNÉRAUX DES URINES AYANT SUBI
DES INFLUENCES :

Physiologiques exagérées ;
Médicamenteuses ;
Pathologiques.

Caractères physiques.

Couleur. — *Incolores :*

Après les repas.

Avec substances diurétiques.

Urines nerveuses : hystérie, peurs.

Urines du diabète.

Colorées :

Blanches : quand matières grasses.

Jaune orangé : pigments biliaires ; urines ictériques,

Jaune foncé : safran, rhubarbe, séné.

Jaune acajou : urobiline en excès.

Rouge brun : sang en décomposition.

Rouge vert : matières colorantes de la bile.

Odeur. — *Ammoniacale*, par la conservation.

Fétide :

Avec les asperges ;

L'alimentation albumineuse exagérée ;

Dans les affections cancéreuses et bacillaires des
voies urinaires ;

Odeur de souris dans la typhoïde ;

Odeur d'acétone dans le diabète.

Caractéristique. Santal, copahu, safran, térébenthine.

Consistance. — *Mousseuse.* Quand il y a albumine
et mucus.

Visqueuse. Quand il y a pus et ammoniaque.

Température. — *Augmentation :*

Dans typhoïde, 39°.

Dans rhumatisme, 39°.

Tétanos, 41°, etc.

Diminution :

Dans méningite tuberculeuse.

Dans occlusion intestinale, etc.

Volume. — *Augmentation* :

Maladies du système nerveux.

Pollakiuries et polyuries.

Hypochondrie, neurasthénie, hystérie.

Maladies des centres bulbaires.

Maladies spéciales : diabète sucré ou insipide

Convalescence des maladies aiguës et chroniques.

Médicaments diurétiques : chiendent, queue de cerise, lactose, théobromine, alcool, digitale, scille, caféine.

Diminution :

Dans la période aiguë de toutes les maladies fébriles : typhoïde, érysipèle, scarlatine.

Dans la période terminale de toutes les maladies mortelles, aiguës ou chroniques : tuberculose, typhoïde, brightisme.

Dans l'ascite et les hydropisies.

Avec les médicaments tels que : cantharides, arsenic, opium, fer, cuivre.

Réaction :

Plus acide chez les hyper-acides.

Plus acide chez les alcooliques.

Plus acide chez les rachitiques.

Plus acide chez les rhumatisants.

Plus acide chez les diabétiques.

Moins acides avec les médicaments et les eaux alcalines.

Caractères chimiques.

1° ÉLÉMENTS NORMAUX PAR LITRE

Eléments minéraux.

	gr.
Eau.	956
Sels ammoniacaux	0,70
Chlorures de K et Na . . .	10,5
Phosphate de chaux.	0,31
Phosphate de magnésie . . .	0,45
Phosphates alcalins.	1,43
Sulfates alcalins	3,1
Acide silicique.	} Traces.
Acide azotique.	}

Eléments organiques.

	gr.
Urée	25,37
Acide urique.	0,40
Acide hippurique.	0,40
Créatine.	0,80
Xanthine.	0,04
Acides gras :	
Benzoïque	}
Buthyrique	}
Caproïque.	} Traces.
Lactique.	}
Phénique	}
Indol	}
Scatol.	}
Glycose	} Traces.
Pepsine	}
Mucus.	}
Matières colorantes :	
Indican	} Traces.
Urobiline	}
Urohématine.	3 gr.

Eléments gazeux :

$$CO_2 \ldots \ldots \ldots \ldots \quad 15 \text{ cmc}$$
$$Az \ldots \ldots \ldots \ldots \quad 2 \quad »$$
$$O \ldots \ldots \ldots \ldots \quad 1 \quad »$$

2⁰ ÉLÉMENTS ANORMAUX

Eléments minéraux.

Acides sulfurique et sulfuré.
Acide oxalique.
Composés ammoniacaux.

Eléments organiques.

Albumines . . . . . { Sérine. / Globuline. / Peptones.

Matières . . . . . . { Grasses. / Chyleuses. / Huileuses. / Laiteuses.

Sucres.

Pigments et acides biliaires. { Urobiline. / Indol. / Indican. / Indiglaucine. / Indigotine. / Indirubine. / Mélanine. / Lucine. / Mucine. / Pyrosine.

Sang.

3⁰ ÉLÉMENTS MICROSCOPIQUES

Eléments normaux.

Leucocytes nombreux.
Cellules épithéliales de : vessie, vagin, urèthre.

Cristaux . . . . . . {
Oxalate de chaux.
Acide urique.
Urate de soude.

Cylindres urinaires très rares.

Eléments anormaux.

Leucocytes avec globules de pus, et hématies ou globules rouges . . { Femmes avec règles.

Cylindres urinaires . {
Muqueux.
Colloïdes.
Graisseux.

Sperme. . . . . . . {
Spermatozoides.
Leucocytes.

Parasites animaux. . {
Entozoaires rénaux.
Bilharzia hæmatobia.
Filaire du sang.
Ascaride lombricoide.
Echinocoques vésiculaires.

Bactéries. . . . . . {
Dues à la fermentation.
Vibrions diplocoques.
Microcoques saccharomyces.
Bacilles pyogènes.

Bactéries de certaines maladies . . . . {
Bacille d'Eberth.
Bacille de Koch.
Strepto-, staphylo- et gonocoques.

CHAPITRE PREMIER

ANALYSE ET RÉACTION DES ÉLÉMENTS NORMAUX DE L'URINE

ÉLÉMENTS MINÉRAUX

1. **Chlorures**. — Existent à l'état de chlorures de sodium, de potassium, de magnésium, de calcium, dans l'urine.

C'est le chlorure de sodium qui est le plus important ; c'est lui qu'on évaluera.

CARACTÈRES. — Le Na Cl est blanc, de saveur amère, soluble dans l'eau froide.

VARIATIONS. — *Augmentation*. — Avec l'alimentation salée, dans le diabète, dans l'ascite, avec les boissons diurétiques.

Diminution. — Dans toutes les maladies fébriles, en particulier dans la pneumonie ; dans les maladies chroniques.

RECHERCHE. — Les chlorures sont précipités par l'acide nitrique et l'azotate d'argent.

DOSAGE. — On prend 10 centimètres cubes d'urine, on ajoute 1 gramme de carbonate de soude, 1 à 2 grammes d'azotate de potassium. On évapore ce mélange, on incinère à basse température, au rouge naissant ; on laisse refroidir, on dissout la masse dans l'eau ;

On acidule légèrement avec l'acide nitrique pur, on sature l'excès d'acide en ajoutant un excès de carbonate de chaux pur pulvérisé ;

On ajoute quelques gouttes d'une solution de chromate neutre de K ; on laisse tomber goutte à goutte la solution d'azotate d'argent jusqu'à production de teinte rouge persistante.

La solution d'azotate d'argent employée habituellement précipite, à raison de 1 centimètre cube, 1 centigramme de Na Cl.

Si on opère sur 10 centimètres cubes d'urine et si on se sert de 6 centimètres cubes de solution, on aura, dans le résultat, 6 centigrammes de Na Cl pour 10 centimètres cubes d'urine, c'est-à-dire 6 grammes par litre.

2. **Phosphates.** — Sont contenus dans l'urine à l'état de phosphates acides de soude et de potasse, de phosphates terreux de chaux et de magnésie.

C'est par les aliments que l'acide phosphorique est introduit dans l'organisme.

VARIATIONS. — *Augmentation.* — Avec l'alimentation protéique.

Dans les maladies du cerveau, la tuberculose au début, le rhumatisme chronique, l'ostéomalacie, le rachitisme, le diabète.

Diminution. — Dans les affections chroniques du rein, dans les anasarques, les affections chroniques de la moelle, la chlorose, les maladies fébriles aiguës.

Recherche des phosphates en général.—Avec de l'acide acétique pour neutraliser, on obtient avec le perchlorure de fer un précipité blanc, soluble dans les acides minéraux, insoluble dans l'acide acétique.

Dosage. — Pour doser les phosphates, l'acide phosphorique, on se sert d'une solution titrée d'azotate d'urane qui précipite cet acide à l'état de phosphate d'urane insoluble.

Lorsque tout l'acide phosphorique est précipité, la coloration de la liqueur, au contact du ferrocyanure de potassium, devient rouge.

3. **Sulfates.** — Les sulfates, comme l'acide sulfurique, viennent directement des aliments.

Ils sont donc directement soumis à l'influence des aliments contenant le soufre.

Variations. — *Augmentation.* — Dans la typhoïde, le diabète, l'hydropisie.

Diminution. — Dans les maladies fébriles aiguës, chroniques, dans les maladies des reins.

Recherche. — On acidule l'urine avec H Cl., on porte à l'ébullition avec un excès de chlorure de baryum, on obtient un précipité.

Les dérivés sulfoconjugués ne précipitent pas.

4. **Ammoniaque.** — L'élimination d'ammoniaque, provènant de la destruction des albumines et de la désassimilation, est variable. Elle augmente avec la fièvre, le diabète, diminue dans d'autres cas.

Dosage. — On a soin d'abord d'isoler l'albumine.

On dispose, dans une cloche de verre qui repose sur le Hg, une capsule avec 50 centimètres cubes d'urine, au-dessous, un vase dans lequel on a introduit une quantité exactement connue d'acide sulfurique décime normal.

Avec un tube à brome fixé dans la cloche, on fait couler une lessive de potasse concentrée dans l'urine. L'ammoniaque se dégage et se fixe sur l'acide.

On titre l'acide 24 heures après; on arrive par la perte d'acide à calculer l'ammoniaque.

ÉLÉMENTS ORGANIQUES

1. **Urée.** — $Co\begin{cases}AzH^2.\\AzH^2\end{cases}$ Existe en grande quantité chez les carnivores ; provient de la transformation des éléments azotés. Se forme dans les tissus, surtout dans le foie.

En dehors de l'urine, on la rencontre dans la salive, la sueur, la lymphe, l'amnios, le liquide d'ascite, etc.

CARACTÈRES. — Est soluble dans son poids d'eau et 5 fois son volume d'alcool.

Se cristallise par refroidissement en longues aiguilles prismatiques, rhomboédriques, transparentes.

VARIATIONS. — *Augmentation.* — De 25 p. 100 après les repas avec la nourriture animale, le lait.

En rapport direct avec les fatigues.

Avec les médicaments tels que le fer, les chlorures alcalins.

Dans certaines maladies, elle est en raison directe de la température (typhoïde, variole, érysipèle, pneumonie).

Augmente pendant l'accès des fièvres pernicieuses.

Diminution. — Chez la femme, l'enfant, le vieillard.

Avec les bromures, iodures, mercure, valériane, digitale, lactose, alcool, café, thé.

Dans la défervescence des maladies fébriles.

Dans toutes les maladies où il y a dénutrition : emphysème, cardiopathies, anémies.

Dans les intoxications par le plomb, le mercure, le phosphore, les ictères graves, les auto-intoxications alimentaires.

Dans les maladies mortelles, à leur dernière période.

Dans les tumeurs malignes intra-abdominales, les maladies du rein avec obstacle à son fonctionnement.

En général quand l'urée n'est pas éliminée, elle s'accumule dans le sang et les autres liquides organiques pour provoquer les accidents d'urémie.

Recherche. — On évapore l'urine en consistance sirupeuse, on traite le résidu par l'alcool, on laisse cristalliser, on examine les cristaux.

Causes d'erreur. — *Albumine.* — Il faut toujours la séparer par coagulation et filtration.

Sucre. — On fait évaporer l'urine à siccité, on traite le résidu par l'éther alcoolisé qui dissout l'urée. On évapore l'éther, on traite le résidu par l'eau à laquelle on ajoute de l'acide azotique, on examine après cristallisation.

Dosage. — Procédé clinique de Regnard. — Est basé sur la décomposition de l'urée en Az et Co^2 par l'hypobromite de soude.

On se sert de l'appareil de Regnard : deux ballons réunis par un tube.

Le premier ballon est bouché ; par le bouchon du

deuxième ballon part un tube de verre qui, après coudure, va se perdre dans une cloche graduée en dixièmes de centimètres cubes et plongeant dans une cuve pleine d'eau graduée.

Manuel. — On introduit, par exemple, 2 centimètres cubes d'urine, à l'aide d'une pipette graduée, dans le premier ballon ;

Dans le second ballon 10 centimètres cubes d'hypobromite de soude.

On lit sur la cloche le niveau extérieur de la cuve, et celui de la cloche se correspondant sur un même plan.

On incline l'appareil, on mélange les liquides des deux ballons : il se dégage de l'Az.

Le niveau d'eau baisse dans la cloche graduée.

On soulève alors la cloche de façon à ce que les niveaux de la cuve et de la cloche se correspondent de nouveau, on lit l'index.

On connaît ainsi le volume d'Az dégagé.

Des tables dressées pour les diverses températures aident au calcul.

À 15°, par exemple, et à pression normale, 1 centimètre cube d'Az représente $2^{mm},5$ d'urée.

On multiplie ce nombre par celui des divisions d'Az dégagé, on obtient en poids la quantité d'urée contenue dans 2 centimètres cubes d'urine, on multiplie encore par 500 et on passe au litre.

2. **Acide urique. Urates.** — Ce corps est un produit de dédoublement de la nucléine des leucocytes.

Il se forme en partie dans le foie.

Il existe en grande quantité chez les oiseaux et les reptiles.

Caractères. — Sans saveur ni odeur.

Soluble dans une solution de phosphate de soude ; se convertit en urate de soude.

Cristallise en écailles ou en lamelles rhomboédriques minces.

Variations. — *Augmentation.* — Avec la nourriture animale, les fatigues, les médicaments tels que la glycérine, la pilocarpine.

Dans les maladies fébriles.

Diminution. — Chez la femme.

Avec le sulfate de quinine, l'atropine.

Dans les maladies chroniques.

Après les hémorragies.

Dans la goutte, le rhumatisme, l'acide urique s'accumule dans l'organisme et produit la diathèse urique.

Recherche. — On isole l'albumine.

On évapore à siccité une certaine quantité d'urine, on traite le résidu par l'alcool : l'urée disparaît ainsi.

On lave à l'Hcl pour séparer les sels : l'acide urique reste seul.

On le place dans une capsule de porcelaine, on verse quelques gouttes d'acide nitrique, on chauffe : il se produit un dégagement abondant gazeux. L'acide urique se dissout.

On évapore la liqueur ainsi obtenue : il reste un résidu rouge.

On laisse refroidir, on ajoute à ce résidu quelques gouttes d'ammoniaque. On obtient une coloration rouge pourpre. Si au lieu d'ammoniaque on ajoute de la potasse, on obtient une coloration bleue violette : c'est la réaction de murexide.

Si la coloration restait bleue, on pourrait avoir affaire à de la caféine contenue dans l'urine ou à de la cholestérine; il faudra donc bien vérifier la coloration.

DOSAGE. — A 200 centimètres cubes d'urine, par exemple, on ajoute 6 centimètres cubes d'Hcl et on abandonne le mélange 48 heures en lieu froid. Il se forme sur les parois du vase un précipité cristallin. On le place sur un filtre, on lave à l'eau acide, à l'alcool : l'acide est ainsi éliminé; on dessèche dans le vide, on pèse comparativement.

3. **Acide hippurique.** — CARACTÈRES. — Saveur amère, incolore, inodore, soluble dans 600 parties d'eau froide, plus soluble dans l'alcool.

Cristallisé en prismes rhomboédriques allongés.

VARIATIONS. — Augmente avec l'alimentation végétale; dans le diabète, la chorée, les maladies du foie; dans les maladies fébriles.

RECHERCHE. — On concentre de l'urine au bain-marie jusqu'au 8° de son volume, on y verse de l'HCl, on laisse reposer : il se forme des cristaux qu'on examine.

DOSAGE. — On évapore de l'urine, on dirige un courant de chlore dans le liquide concentré et chaud.

L'acide hippurique cristallise par refroidissement; on pèse à sec.

4. **Créatine. Créatinine.** — Solubles dans 75 parties d'eau.

Cristaux clinorhomboédriques incolores et brillants.

Augmentation avec une nourriture azotée.

PIGMENTS URINAIRES NORMAUX

Urobiline. — Elle paraît provenir de la réduction de la bilirubine biliaire par l'hydrogène naissant.

La réduction se ferait dans l'intestin, grâce aux fermentations.

CARACTÈRES. — Recueillie, c'est une poudre rouge-brun à reflets verts, soluble dans l'alcool, le chloroforme, les alcalis. La bande d'absorption spectroscopique est avant la raie F.

Sa quantité augmente dans les maladies aiguës fébriles ; les maladies chroniques ; les maladies du cerveau, du foie ; dans les intoxications par le plomb, le mercure.

RECHERCHE. — Se fait avec le spectroscope.

Urines hémaphéiques. — Ce sont des urines pathologiques. Elles sont rouge-acajou, avec de nombreux sédiments ; on les rencontre dans certaines affections hépatiques. On leur donne ce nom, car on suppose que leur coloration est due à l'hémaphéine résultant de l'hématine.

CARACTÈRES. — Elles se colorent en rouge-violacé avec 3 fois leur volume d'HCl. Le pigment est soluble dans l'eau et l'alcool.

Autres pigments. — UROCHROME. — C'est le pigment jaune des urines.

UROROSÉINE. — C'est le pigment rose des urines.

CHAPITRE II

ANALYSE ET RÉACTION DES ÉLÉMENTS ANORMAUX

ÉLÉMENTS MINÉRAUX

Pour leur recherche, on s'appuiera sur les données connues, car ce sont des composés ammoniacaux, des sulfures, des acides oxaliques.

ÉLÉMENTS ORGANIQUES

1. **Albumines.** — L'albumine de l'urine peut être de la sérine, de la globuline, de la fibrine, des peptones. Toutes ces formes peuvent être associées ou apparaître isolément. C'est la sérine qu'on rencontre de préférence dans l'urine.

SÉMÉIOLOGIE DE L'ALBUMINE

Albuminuries passagères.	
Albuminuries physiologiques.	(Senator et Capitan). Chez le nouveau-né, le vieillard, après un repas copieux, une fatigue.
Album. gravidiques. Album. par hydrémie.	Aplasie artérielle, chlorose, augmentation de la pression sanguine rénale.

Albuminuries passagères (suite).

Album. fébriles et infectieuses aiguës.	Pneumonie, typhoïde, scarlatine.
Album. infectieuses chroniques.	Tuberculose, syphilis, impaludisme.
Album. par auto-intoxication.	Surmenage, troubles digestifs. Maladies dyscrasiques : goutte, diabète, obésité.
Album. par hétéro-intoxication.	Cantharide. Phosphore, arsenic, plomb, mercure.
Albumin. médicamenteuses.	Copahu, salicylate de soude, chlorate de potasse, morphine.
Album. spéciales.	Album. nerveuses : affections cérébrales, hémorragies, contusions. Névroses, hystérie, épilepsie. Album. réflexes après maladies de la peau, eczéma, gale, brûlures.

Albuminuries permanentes.

Albuminuries rénales.	Affections chroniques du rein. Néphrites, mal de Bright, dégénérescence amyloïde. Tumeurs du rein.
Album. cardiaques.	Cardiopathies. Mitraux aortiques, asystoliques.
Album. pulmonaires.	Pneumopathies avec stase rénale.

a) **Albumine sérine.** — Caractères. — Possède

pouvoir rotatoire gauche. Non dialysable. Coagulable par la chaleur à 72°, par les acides phénique, picrique, azotique, sulfurique, les réactifs de Milon, Tanret, Méhu.

Non coagulable par l'acide acétique. Se décompose en urée, acide urique, créatine, xanthine, acides carbonique, lactique, etc.

RECHERCHE. — *Par la chaleur.* — On s'assure que le milieu n'est pas alcalin : on ajoute quelques gouttes d'acide acétique à cet effet. On filtre, on remplit de moitié un tube à essai, on chauffe la partie supérieure du tube : s'il y a trouble on ajoute quelques gouttes d'acide acétique ; si ce trouble disparaît, c'est qu'il était dû à des phosphates et des carbonates terreux.

Si le trouble s'accentue et persiste par la chaleur, on a de l'albumine sérine. En chauffant la partie supérieure du tube, le fond reste transparent et l'on fait facilement la comparaison.

Par l'acide azotique. — On acidifie l'urine. On verse dans un verre 3 à 4 centimètres cubes d'urine, on laisse couler de l'acide nitrique goutte à goutte le long des parois du verre : il se forme un précipité qui disparaît par agitation pour se reformer et devenir permanent quand on ajoute de l'acide. Un des caractères absolus de la réaction est la permanence du précipité quand on le chauffe.

Causes d'erreur. : l'urée, l'acide urique font précipiter ; avec la chaleur le précipité disparaît.

Les médicaments balsamiques, copahu, térébenthine, etc., donnent un précipité soluble dans l'alcool.

Par le cyanure jaune. — On acidifie l'urine, on

ajoute quelques gouttes de cyanure jaune, on obtient un précipité épais insoluble.

Ce procédé permet de déceler la présence de 0,02 d'albumine pour 1 000 de liquide.

Causes d'erreur générales : quand on soupçonne l'urine de renfermer du sang, du pus, on doit faire un examen microscopique. On doit faire également cet examen dans les cas de cystite, de blennorrhagie.

La présence au microscope de globules de pus explique la présence d'albumine. Il en est de même chez la femme ayant de la blennorrée ou des sécrétions vaginales exagérées.

Les urines qui contiennent de l'antipyrine sont sujettes à erreur (interroger le malade).

DOSAGE. — PROCÉDÉ CLINIQUE OU D'ESBACH. — C'est le plus simple, le plus courant.

> *Réactif d'Esbach :*
> Acide picrique. . . . . . .   10 gr.
> Acide citrique . . . . . .   20 »
> Eau distillée. . . . . q. s. p. 1 000.

On acidifie l'urine avec l'acide acétique. Dans un tube à essai de 50 centimètres cubes, bien gradué et divisé en 2 parties par un index U et un index R, on verse de l'urine jusqu'au trait U, on verse le réactif jusqu'au trait R. On ferme le tube avec un bouchon, on mélange plusieurs fois en retournant le tube sens dessus dessous. On laisse reposer 24 heures.

Le fond du tube jusqu'à U est gradué régulièrement.

On lit sur les graduations le chiffre correspondant au dépôt albumineux, on obtient ainsi assez approximativement, en grammes, la quantité d'albumine contenue dans un litre.

Si on soupçonnait l'albumine en assez grande quantité, comme les graduations ne sont qu'au nombre de 7, on étendrait l'urine de 1 ou 2 volumes d'eau, on procéderait comme avant, en doublant ou en triplant la lecture sur la graduation après 24 heures de repos.

Le véritable procédé de dosage sera le procédé par pesée.

b) **Albumine globuline**. — Peut exister associée à la sérine ou isolée dans l'urine.

Recherche. — On mélange l'urine, filtrée plusieurs fois, à partie égale avec une solution saturée de sulfate de magnésie, conservée sur un excès de sel ; on agite, on laisse reposer 24 heures à la fraîcheur ; le lendemain il y a présence d'un précipité coagulé flottant.

Dosage. — Séparation de la sérine et de la globuline. — On dose la sérine et la globuline ensemble, on sépare la globuline ensuite par le sulfate de magnésie, on filtre le liquide ; on dose la sérine seule. Par différence de poids, on retrouve la globuline.

c) **Peptones**. — Résultent de la transformation des albumines par la digestion.

On les rencontre dans les maladies infectieuses aiguës : pneumonie, érysipèle, ostéomyélite ; dans les infections chroniques : syphilis, tuberculose. Elles paraîtraient résulter de la destruction des leucocytes dans l'économie.

RECHERCHE. — On isole la sérine dans l'urine, acidifiée et saturée de NaCl à ébullition. On sépare le précipité en filtrant ; on traite le liquide filtré par le *biuret*. Ce procédé consiste à traiter le liquide, filtré plusieurs fois et bien débarrassé de la sérine et de la globuline, par un grand excès de lessive de soude et potasse et par une petite quantité de solution diluée de sulfate de cuivre : on obtient dans le cas de peptones un liquide à coloration variant du bleu violacé au rose net.

2. **Sucres.** — Le sucre qu'on rencontre dans l'organisme et les urines est du glucose; on peut y rencontrer aussi de la lactose, de la levulose.

SÉMÉIOLOGIE DU GLUCOSE

Glycosuries passagères. — Il y a glycosurie quand le sucre passe dans les urines.	
Glycosuries nerveuses.	Névropathes. Hystériques. Epileptiques. Lésions des centres bulbaires.
Glycosuries digestives.	Purement alimentaires, après l'absorption de beaucoup d'hydrocarbonés. Glyc. hépatiques stomacales.
Glycosuries infectieuses.	Infectieuses ; par auto- et hétéro-intoxications.

Glycosuries persistantes.
Diabètes.

CARACTÈRES. — Le glucose est de couleur blanc jaunâtre ; sa saveur est moins douce que celle de la saccharose. Se dissout bien dans l'alcool ; fermente avec la levure de bière, les azotés, les acides lactique, butyrique. Il aurait une origine hépatique (glycogénie).

La quantité éliminée en 24 heures varie de quelques grammes à 300 et même 800 grammes dans les cas graves.

R*ECHERCHE*. — P*ROCÉDÉ CLINIQUE*. — *Liqueur de Fehling* :

	gr.
Sulfate de cuivre cristallisé.	34,75
Sel de Seignette	173
Lessive de soude.	300
Eau distillée. . . . . q. s. p.	1 000.

On sait que 1 centimètre cube de la liqueur sera réduite par 0,005 de glucose.

Manuel à chaud. — On remplit au quart un tube à essai de liqueur de Fehling, on fait bouillir ; si la liqueur est pure, elle reste limpide ; elle se réduit dans le cas contraire.

A la liqueur pure on ajoute de l'urine lentement, à parties égales, de façon à ce que l'urine surnage dans le tube au-dessus de la liqueur.

1° *Si beaucoup de sucre*, on constate à la séparation des deux liquides un disque verdâtre qui devient jaune, rouge, brun, s'épaissit pour gagner les couches inférieures de la liqueur.

2° *Si peu de sucre*, on ne constate rien. On chauffe, on porte à l'ébullition, la réduction s'effectue comme précédemment.

Manuel à froid. — On mélange de l'urine avec de la liqueur pure, on laisse reposer 24 heures, sans chauffer : la réduction s'opère ; moins il y a de sucre, plus il faut de liqueur pour la réduction.

Causes d'erreur. — *Albumine.* — Réduit en violet la liqueur. Il faut donc la faire disparaître par coagulation et filtration avant l'examen.

Acide urique, urates. — Réduisent aussi la liqueur. Filtrer l'urine avant l'examen.

Sels ammoniacaux. — En leur présence, on fait bouillir l'urine avec une lessive de soude jusqu'à absence de dégagement gazeux. La réaction s'effectue alors.

S'informer de la présence possible de médicaments dans l'urine.

En général, dans les cas incertains, pour aller plus vite, on défèque au nitrate acide de Hg : il précipite les albumines, les urates, la créatine, etc. ; on opère alors sur le liquide résidu après séparation.

Dosage. — A signaler le procédé de Bouchardat, qui est un procédé de précision et de laboratoire ; nous renvoyons aux traités.

A signaler aussi, comme pratique courante, les *procédés optiques* avec le saccharimètre de soleil et à pénombre. Nous renvoyons pour le dosage du sucre aux traités spéciaux, ne pouvant l'exposer assez brièvement ici.

3. **Lactose.** — Est fréquente chez les accouchées.

Les caractères sont ceux du glucose.

Les réactions aussi.

Ce qui permet de les différencier c'est que la lactose ne réduit pas une solution d'acétate de cuivre et d'acide acétique, que réduit le glucose.

La lactose ne fermente pas directement avec la levure de bière.

4. **Acétone.** — Dans le diabète grave, l'acétone existe dans l'urine à doses variant entre 0,25 et 3 grammes.

On l'a signalé aussi dans les maladies où il y a désassimilation et oxydation incomplète des hydrocarbones.

RECHERCHE. — Procédé de Chautard.

On dissout dans 250 centimètres cubes d'eau distillée 15 centigrammes de fuchsine, on fait passer un courant d'acide sulfureux jusqu'à décoloration complète, on mélange dans un tube fermé à parties égales de l'urine distillée et ce réactif.

S'il y a acétone, la coloration rouge de la fuchsine reparaît.

PIGMENTS ANORMAUX

Pigments biliaires. — Sous certaines influences, ils passent souvent dans l'urine : dans tous les cas d'ictères en général.

L'urine ictérique est jaune-brun-verdâtre ;

La coloration jaune-brun dépend de la bilirubine ;

La coloration verdâtre de la biliverdine.

Cette urine mousse fortement par agitation.

RÉACTION DE GMELIN. — On opère sur une urine de quelques heures.

Dans un verre à pied on verse de l'urine. On fait couler le long des parois du vase de l'acide azotique nitreux. L'acide étant plus dense va au fond du verre.

Dans le cas de pigments biliaires, il se forme à la limite de séparation des deux liquides une série d'anneaux colorés superposés de bas en haut : vert, bleu, violet, rouge, jaune.

·Le vert seul est caractéristique.

2° *Procédé.* — La réaction de Gmelin est insuffisante quand les pigments sont en très petite quantité.

On acidule alors l'urine avec HCl, on ajoute du chloroforme qui dissout les matières colorantes, on laisse reposer, on décante avec une pipette. On ajoute de l'acide azotique nitreux, et on obtient les anneaux précédents avec une trace de pigment.

ACIDES BILIAIRES

RECHERCHE. — On doit isoler l'albumine et les corps soupçonnés par les procédés indiqués.

1. **Réaction de Petenkofer.** — On ajoute une parcelle de sucre à 100 centimètres cubes d'urine, on y plonge une bande de papier à filtre blanc, on laisse sécher.

Une goutte d'acide sulfurique concentré, étalée sur le papier, donne naissance, après quelque temps, à une coloration violet-pourpre intense.

2. **Réaction de Haycraft.** — Quand les acides biliaires sont en très petite quantité.

Sur la surface de l'urine, contenue dans un verre à expérience, on verse de la fleur de soufre ; dans le cas d'acides biliaires, le soufre va au fond du verre ; dans le cas contraire, il reste à la surface et ne se dépose que graduellement. Pour que cette réaction ait toute sa valeur, il faut que l'urine ne contienne pas de corps comme l'alcool, le chloroforme, le phénol, etc.

Causes d'erreur pour la recherche des pigments et des acides. — Les subtances qui renferment de l'acide chrysophanique, la rhubarbe, le séné, etc., colorent l'urine en brun. Les réactions précédentes ne donnent rien, et, dans ce cas, l'addition de potasse ou de soude leur donne une coloration rouge.

URINES BLEUES

Sont dues à deux matières dérivées de l'indican :
L'une bleue, l'*indigotine ;*
L'autre, rouge l'*urorhodine.*

Variations. — Augmentation de l'indigotine dans les péritonites, l'occlusion intestinale, la tuberculose, la maladie d'Addison, la chlorose, etc.

Recherche de l'indican. — Isoler tous les autres éléments, et faire bouillir l'urine avec un dixième de son volume d'HCl : on obtient une coloration violette ; on agite avec du chloroforme après refroidissement : on a toujours une teinte violette.

URINES BLANCHES

Ce sont les urines laiteuses, graisseuses, chyleuses.

La graisse augmente dans la tuberculose, le cancer, les cachexies, les intoxications, les gangrènes, etc.

RECHERCHE. — On alcalinise l'urine, on traite par l'éther, on évapore et on obtient un résidu insoluble dans l'eau, soluble dans le chloroforme et le sulfure de carbone. Si on chauffe le résidu avec du bisulfate de potasse, on obtient des vapeurs irritantes d'acroléine.

Restent à signaler les *pigments noirs*, la mélanine apparaissant parfois dans certaines maladies, la tuberculose, le cancer, etc.

A différencier ces pigments de la coloration noire due à la présence des phénols dans l'urine.

CHAPITRE III

ÉLÉMENTS MICROSCOPIQUES DE L'URINE

I. ÉLÉMENTS MICROSCOPIQUES NORMAUX

Ce sont les *sédiments*.

Ils peuvent se déposer dans une région de la filière urinaire, augmenter par un dépôt continuel et devenir

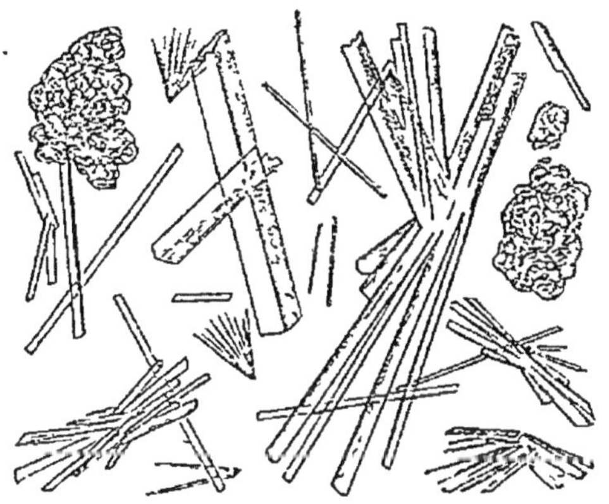

Fig. 39. — Cristaux de phosphate de chaux.

des concrétions et calculs, constituant la lithiase urinaire.

Eléments minéraux. — On peut retrouver tous les éléments minéraux sous la forme de cristaux qui ont été étudiés précédemment.

Phosphates. — Ne se forment guère que dans une urine alcaline.

Phosphates bibasiques. — Se présentent en dépôts sous la forme d'aiguilles et de cristaux en étoile.

Phosphates ammoniaco-magnésiens. — Gros prismes incolores, en forme de dos de cercueils, solubles dans l'acide acétique.

CARBONATES DE CHAUX ET MAGNÉSIE. — Masses en formes d'haltères, présentant des couches concentri-

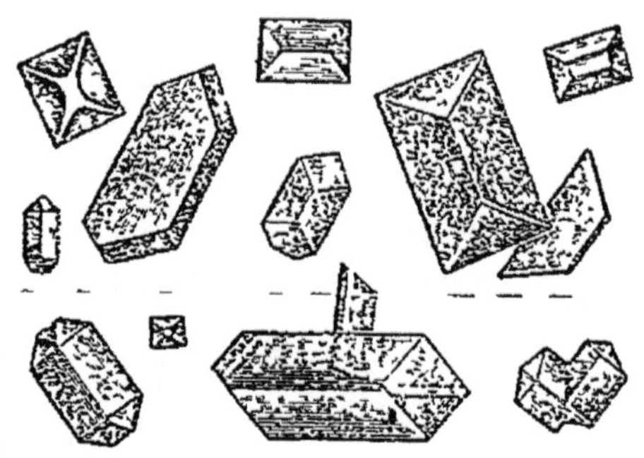

Fig. 40. — Cristaux de phosphate ammoniaco-magnésien.

ques, solubles dans l'acide acétique avec dégagement de gaz.

OXALATES DE CHAUX ET MÛRAUX. — Très brillants;

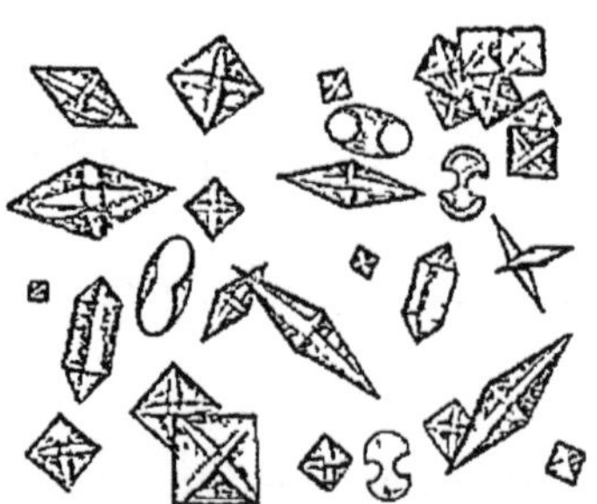

Fig. 41. — Cristaux d'oxalate de chaux.

forme d'octaèdres réguliers à angle droit, bien rectangulaires.

Quelquefois losangiques. Les calculs sont brunâtres, en forme d'haltères ou de sphères couvertes de nombreuses aspérités qui les font ressembler à des mûres.

Eléments organiques. — ACIDE URIQUE. URATES. — Apparaît en cristaux purs d'acide urique ou en cristaux mélangés d'urates alcalins et terreux de soude, ammoniaque, magnésie, chaux.

Acide urique pur. — Cristaux jaunes, orangés, rouges.

Lamelleux, rhomboédriques, forment des prismes à

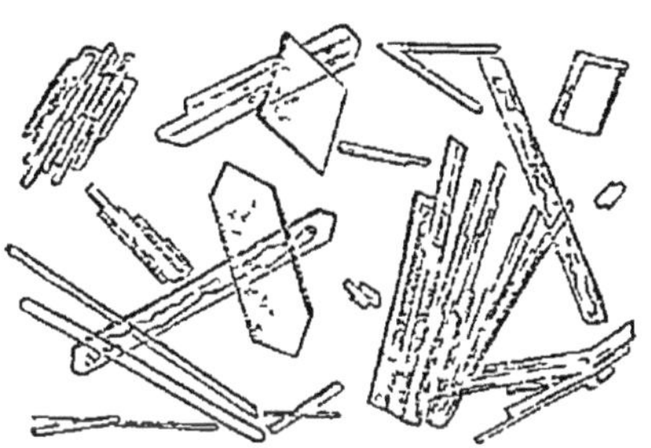

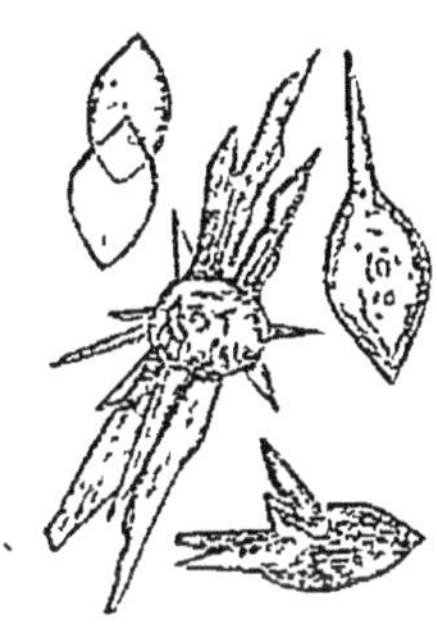

Fig. 42. — Cristaux d'acide hippurique.

Fig. 43. — Cristaux d'acide urique.

6 plans, prennent souvent l'aspect de pierre à aiguiser, de rosettes, de croix.

Urates de soude. — Cristaux jaunes-orangés, très mal cristallisés, sans ordre et sans forme définie.

Urates d'ammoniaque. — Cristaux jaunâtres en forme de sphères terminées par des pointes.

Éléments organisés. — CELLULES ÉPITHÉLIALES. — Ce sont des cellules superficielles de la filière urinaire qui renaissent sur place.

CELLULES DU REIN. — Rondes ou polyédriques, avec

protoplasma clair quand elles viennent des branches de Henle, granuleux quand elles viennent des *tubuli contorti*.

CELLULES DES CALICES ET BASSINETS. — Rondes, ovales, avec gros noyaux en forme de massues et de fuseaux.

CELLULES DE LA VESSIE. — Les cellules de la cavité vésicale sont transparentes, rectangulaires, à bords

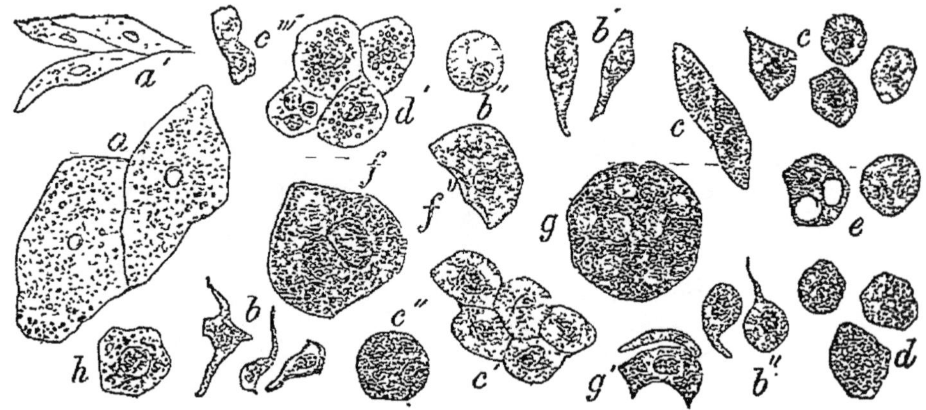

Fig. 44. — *a*, cellules pavimenteuses; *b b'* cellules de la vessie; *c c'*, cellules des reins; *d*, cellules des reins en dégénérescence graisseuse.

contournés irréguliers, à noyau central ; ce sont des cellules pavimenteuses.

Les cellules du col sont irrégulières, allongées, renflées souvent à une extrémité, avec noyau central.

CELLULES DU VAGIN. — Même forme que celles de la vessie, plus grandes, à bords minces et noyau central.

LEUCOCYTES. — Rares dans les urines normales.

CYLINDRES URINAIRES. — Très rares également dans les urines normales.

2. ÉLÉMENTS MICROSCOPIQUES ANORMAUX

Éléments organiques. — Cystine. — Cristaux en tablettes, réguliers, à 6 côtés.

Tyrosine. — Cristaux en aiguilles, brillants, isolés ou réunis en étoile.

Leucine. — Sphères concentriques analogues aux gouttes de graisse, insolubles dans l'éther.

Indigo. — Fragments de cristaux à reflets bleuâtres.

Éléments organisés. — Pus et leucocytes. — Le

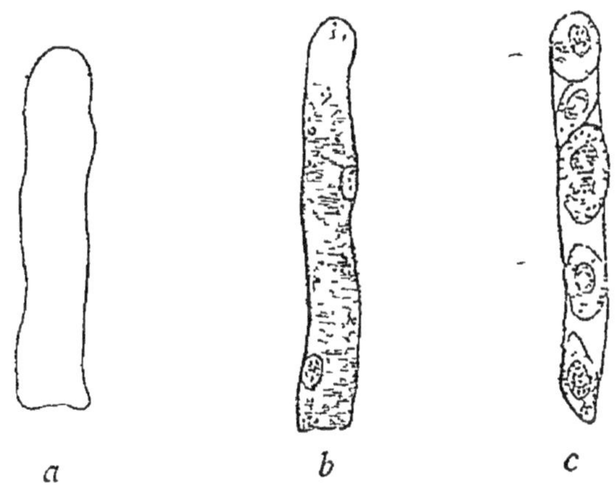

Fig. 45. — *a*, cylindre hyalin; *b*, cylindre hyalin avec leucocytes; *c*, cylindre hyalin avec cellules de rein.

pus de l'urine provient d'un foyer situé sur le trajet de l'appareil urinaire.

Il peut y avoir cependant des leucocytes d'origine rénale.

Ils apparaissent au microscope sous la forme de masses arrondies, avec noyaux.

L'acide acétique fait ressortir leur noyau.

CYLINDRES URINAIRES. — Ils sont presque toujours le signe d'altérations rénales.

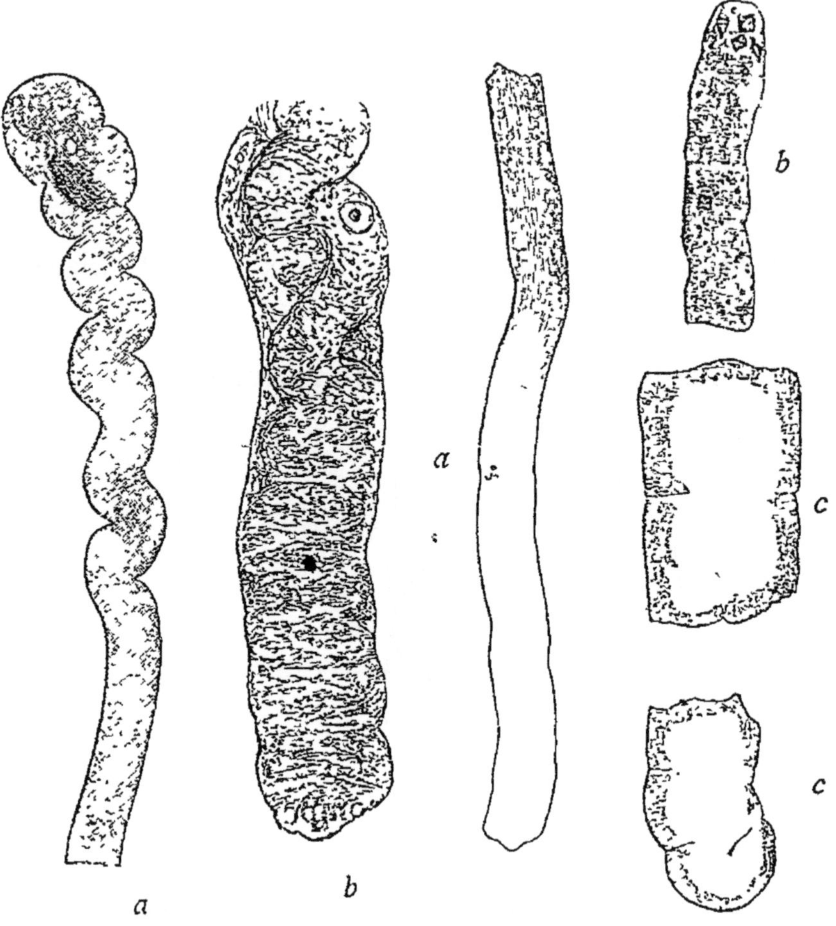

Fig. 46
Cylindres granuleux.

Fig. 47. — *a*, cylindre cireux avec urate; *b*, avec oxalate; *c*, fragment de cylindre.

C'est dans les tubes rénaux qu'ils se moulent et prennent leur forme.

Cylindres hyalins-muqueux. — Transparents, granuleux, se terminent en doigts de gants.

On monte la préparation traitée par une goutte de réactif composé de : KI, 1 gramme ; eau ditillée, 100 grammes.

Les cylindres sont fixés en jaune par l'iode.

Cylindres granuleux. — Identiques aux précédents avec, à l'intérieur, de fines granulations.

Cylindres colloïdes. — Ils ont des bords réfringents, nets, taillés à l'emporte-pièce.

Ils se colorent en noir par l'acide osmique.

Cylindres graisseux. — Constitués par de petites granulations graisseuses fines avec leucocytes.

Tous ces cylindres sont facilement visibles au microscope.

Urines contenant du sang. — Le sang mélangé à l'urine modifie sa couleur du rouge foncé au rouge plus clair.

Il peut provenir de toute la filière urinaire.

Hémorragie rénale. — Le sang est intimement mélangé à l'urine.

La coloration de l'urine est identique au début et à la fin de l'émission.

Hémorragie des bassinets et des uretères. — Caillots fibrineux décolorés, allongés, ayant le moulage des uretères, nageant dans l'urine.

Hémorragie vésicale. — Le sang est visible surtout à la fin de la miction.

Hémorragie uréthrale. — Les premiers jets de la miction seuls sont colorés de sang.

Hémorragie vaginale. — Souvent, chez la femme qui a ses époques, le sang est mélangé à l'urine.

Hémorragies spéciales. — Dans certaines maladies aiguës fébriles : typhoïdes, scorbut ; dans les empoisonnements par l'hydrogène sulfuré, l'arsenic, etc.; dans les grands traumatismes, brûlures.

Examen chimique. — On traite l'urine par quelques gouttes de lessive, de potasse ou de soude.

On porte le liquide à 100 degrés ; on laisse refroidir.

Il y a précipitation des phosphates, qui entraînent avec eux la matière colorante du sang sous forme de flocons rouges avec reflets verdâtres.

L'acide acétique donne une coloration rouge qui se décolore à l'air.

Causes d'erreur : La présence d'acide chrysophanique dans l'urine (rhubarbe, séné, santonine).

L'addition d'acide acétique dans la réaction précédente donnerait à leur contact une coloration jaune-citron qui virerait au violet en présence de l'air.

Le sulfonal, les phénols, peuvent aussi tromper.

Examen spectroscopique. — Le spectre est interrompu par deux bandes noires, l'une située dans le jaune, l'autre située dans le vert.

C'est le spectre de l'oxyhémoglobine.

Cet examen est possible quand le sang est bien mélangé à l'urine et quand les globules ont déjà disparu, c'est-à-dire assez longtemps après l'émission.

Examen microscopique. — Doit être fait immédiatement après l'émission de l'urine.

On y découvre les hématies.

EXAMEN DU SPERME. — Se rencontre parfois dans les urines.

En clinique, en médecine légale, il est parfois nécessaire de l'analyser.

Ce qui permet de l'assurer est la présence, dans l'urine, de spermatozoïdes.

Spermatozoïdes. — Corps à tête piriforme, soudée à une longue queue terminée en pointe. La queue est 10 à 12 fois plus longue que la tête.

Ils rappellent les têtards de grenouille.

Dans l'urine acide, ils conservent des mouvements après 24 heures.

Dans l'urine alcaline, ils s'immobilisent rapidement.

Recherche. — On laisse reposer l'urine 12 heures; dans les éléments du dépôt, il sera facile de découvrir les spermatozoïdes au microscope, quand ils sont assez nombreux. Quand ils sont en petit nombre, on laisse déposer l'urine 12 heures, on décante, on verse une partie du dépôt dans un tube à essai, on agite avec de l'éther sulfurique.

Cet éther peu à peu vient surnager à la partie supérieure du tube; on le décante avec une pipette dans un verre à expérience : il entraîne avec lui les matières grasses, les mucosités auxquelles sont fixés les spermatozoïdes; on ajoute, dans le verre, de l'eau distillée, on examine au microscope.

Parasites animaux. — Pour l'étude et les détails des parasites, nous renvoyons à la parasitologie; nous ne ferons ici que signaler ceux qu'on peut rencontrer dans l'urine.

Distoma Hœmatobia. — Provoque souvent des hémorragies urinaires.

Filaire du sang. — On ne retrouve, en général, que son embryon dans l'urine. Les urines des malades sont laiteuses, chyleuses.

Echinocoque. — Existe en entier, mais le plus souvent on ne retrouve que ses crochets dans l'urine.

Strongles géants. — Ascarides lombricoïdes qui, après avoir perforé la muqueuse intestinale, peuvent pénétrer dans les voies urinaires.

Cercomonades. — Trichomonades du vagin.

PARASITES VÉGÉTAUX. — *Champignons.* — Certains vivent en chaînettes et en colonies dans les urines de malades infectés.

Penicilium. — Apparaît sous la forme de longs filaments, avec de nombreuses ramifications pleines de spores, dans les urines des diabétiques.

Leptothrix, en filaments.

Sarcines. — Constituées par des grains minuscules de forme cubique.

BACTÉRIES DE L'URINE. — *Bactéries de la fermentation*. — Petites cellules sphériques, elliptiques, avec noyau central, se groupant par colonies. Ces micrococci uræ seraient la cause de la fermentation acide et ammoniacale des urines.

Vibrions. — Bâtonnets fins et courts, doués de mouvements amiboïdes.

Micrococci pyogènes. — Identiques au bactérium coli commune ; capables de déterminer des inflammations dans toute la filière urinaire.

Bactéries dans les maladies — On rencontre des bactéries dans l'urine au cours de certaines maladies. Elles y arrivent par la voie sanguine et lymphatique.

C'est ainsi qu'on peut y rencontrer le streptocoque dans l'érysipèle, le staphylocoque, le bacille d'Eberth, etc.

Tuberculose urinaire. — Est caractérisée par des urines purulentes. La découverte seule du bacille de Koch permet le diagnostic.

Pour le rechercher, on fait déposer l'urine dans un verre à expérience, avec une aiguille de platine, on étale sur une lamelle mince un peu de dépôt. on dessèche par l'évaporation ou la chaleur. On plonge la lamelle dans une solution basique d'aniline, on lave à l'eau et on prépare comme il a été indiqué pour le bacille de Koch. Il apparaît avec ses caractères. (Voir *Bactériologie*, p. 22.)

Blennorragie. — Est caractérisée par le gonocoque. (Voir *Bactériologie*, p. 43.)

ÉLÉMENTS ACCIDENTELS. — *Gouttes de graisse.* — Peuvent se rencontrer consécutivement à l'introduction de sondes lubréfiées.

Fibres de coton, de lin, de soie. — Apparaissent sous la forme de cylindres, de tubes rubanés, provenant des vêtements.

Poils de cheveux, poils du pubis. — Grains d'amidon, provenant des poudres de riz.

Sarcoptes de la gale. — On devra toujours songer à ces éléments accidentels qui pourraient être des causes d'erreur.

CHAPITRE IV

ANALYSE DES CALCULS URINAIRES

Il se forme souvent, dans la filière urinaire, des dépôts qui varient de la dimension de grains de chènevis — ce sont les *graviers* — à celle de pois et de noisettes, etc. : — ce sont les *calculs*.

En général de couleur blanc-grisâtre, ces corps ont une consistance crayeuse ou dure. On obtient, en les cassant, des surfaces à couches concentriques rayonnées, au centre desquelles existe un noyau.

Ils ne sont pas nécessairement homogènes ; souvent ils sont formés de substances associées.

Calculs d'acide urique et d'urates. — Ils ont une grosseur moyenne, et une coloration rouge-brun. Leur surface est lisse ou rugueuse, leur consistance dure.

En pulvérisation, ils donnent une poudre gris-rougeâtre, qui laisse peu de poussière par l'incinération.

Au bain-marie, et à siccité avec de l'acide azotique, cette poudre laisse un dépôt rougeâtre qui passe au violet intense en présence de l'ammoniaque (réaction de la murexide).

Calculs d'acide oxalique et d'oxalates. — De grosseur très variable, de coloration brun foncé ; leur surface est irrégulière, couverte d'aspérités, de consistance dure, on les casse difficilement.

En pulvérisation, ils donnent une poudre brune, insoluble dans l'acide acétique, soluble dans HCl.

Calculs de phosphates. — Ils sont souvent très gros, de couleur grisâtre. Leur surface est rugueuse, granuleuse, leur consistance molle. Ce sont les moins durs.

Ils se dissolvent sans effervescence dans les acides faibles.

Calculs de carbonates. — De couleur blanchâtre, de taille moyenne, ils se pulvérisent très facilement et se dissolvent avec effervescence dans les acides très faibles.

Calculs de cystine. — De couleur blanchâtre assez nette. Ils dégagent, en brûlant, une odeur caractéristique.

Calculs de xanthine. — Sont assez rares; en ajoutant, sur un calcul de xanthine dans une capsule, de la soude caustique et du chlorure de chaux, il se forme autour du calcul une auréole verte qui devient brune peu après et disparaît.

TABLEAU ANALYTIQUE

Le calcul pulvérisé ne donne pas ou très peu de résidu par l'incinération.

Combustion avec flamme.	Flamme bleue. La poudre est soluble dans l'ammoniaque et donne avec la potasse et le sousacétate de plomb, à l'ébullition, un précipité brun-noirâtre.	Cystine
	Odeur de corne brûlée pendant la calcination, poudre soluble dans la potasse caustique et précipitée par l'acide acétique.	Fibrine.
	Odeur de résine brûlée pendant la calcination, poudre soluble dans l'éther.	Urée (rare).
Combustion sans flamme.	Réaction de murexide; si avec une solution de potasse à chaud on a dégagement d'ammoniaque :	Urate d'ammoniaque.
	Avec la même réaction si pas de dégagement :	Acide urique.
	Pas de réaction de murexide. Coloration rouge par la potasse.	Xanthine.

Le calcul pulvérisé n'est pas combustible : On traite toujours la poudre par HCl dilué.	
Si effervescence :	Carbonate de chaux. Carbonate magnésie.
Si pas effervescence, on calcine au rouge et on traite à nouveau par HCl dilué. Si alors effervescence :	Oxalate de chaux.
Si pas effervescence : avec la lessive de potasse la poudre à chaud donne un dégagement d'ammoniaque.	Phosphate ammoniaco-magnésien.
Si pas effervescence : Avec potasse pas de dégagement d'ammoniaque.	Phosphates bi- et tri-calcique.

On aura soin de contrôler toutes ces analyses par les réactions de tous les corps qui forment les calculs.

CHAPITRE V

RECHERCHE DES MÉDICAMENTS ÉLIMINÉS PAR L'URINE

Presque tous les médicaments sont éliminés par l'urine soit sous leur forme primitive, soit après de nombreuses transformations.

Corps inorganiques. — MÉTAUX. — *Mercure, plomb, zinc, cuivre, or, argent.*

La recherche de ces corps est d'une pratique trop difficile en clinique et même en laboratoire : nous renvoyons à ce sujet aux traités de toxicologie. Nous citerons seulement quelques réactions pour les métaux qui suivent.

Magnésie. — Tous les sels de magnésie sont précipités en blanc par la potasse, la soude et leurs carbonates; on se basera là-dessus pour sa recherche.

Bismuth. — On évapore l'urine en consistance sirupeuse, on détruit les matières organiques par l'HCl et le chlorate de K.

Le bismuth est alors précipité par un courant d'hydrogène sulfuré.

On obtient un sulfure qui est dissout par l'acide azotique.

L'hydrogène sulfuré dans cette solution donne un

précipité noir. Le chromate de K donne un précipité jaune, insoluble par excès de réactif.

Fer. — On évapore de l'urine jusqu'à incinération, on traite les cendres par de l'eau acidulée avec HCl, on filtre.

On ajoute à une partie de la liqueur filtrée quelques gouttes d'acide azotique; on fait bouillir : on obtient ainsi un peroxyde de fer.

Avec quelques gouttes de sulfocyanure de K, on obtient une coloration rouge-sang.

Ferrocyanure. — Acidifier l'urine avec HCl, verser quelques gouttes de perchlorure de fer : on obtient une coloration bleu de Prusse.

MÉTALLOÏDES. — *Bromures*. — On évapore l'urine à siccité, on ajoute au résidu un peu de potasse ou de soude caustique, on chauffe jusqu'au rouge sombre, de façon à détruire la matière organique, on dissout le résidu alcalin dans l'eau, on neutralise par l'acide azotique. Quand il n'y a plus de dégagement de gaz, on introduit la solution dans un tube à essai avec du sulfure de carbone et un excès d'acide azotique nitreux, on agite : le sulfure de carbone s'empare du brome mis en liberté et se colore en jaune orangé.

Arsenic. — C'est une véritable recherche toxicologique.

Iodures. — On ajoute à l'urine de l'empois d'amidon et quelques gouttes d'acide azotique nitreux; on obtient avec l'amidon une coloration bleue caractéristique.

Sulfures. — Donnent avec les sels de baryte un

précipité blanc insoluble dans un excès d'HCl ou d'acide azotique.

Sulfocyanures. — Donnent un précipité avec le perchlorure de fer.

Corps organiques. —ALCOOL. — On distille l'urine avec l'appareil de Lebel et Henninger.

On ajoute à la solution distillée une solution faible de bichromate de K et d'acide sulfurique dilué en petite quantité : on obtient ainsi un liquide coloré en jaune qui se changera en vert par l'ébullition.

ANALGÉSINE. — On chauffe l'urine avec quelques gouttes d'acide azotique : on obtient ainsi une coloration verte ; on ajoute un excès d'acide et la coloration passe au rouge.

ACÉTANILIDE. — On fait bouillir l'urine avec un quart de son volume d'HCl, on additionne de quelques centimètres cubes d'une solution de phénol à 3 p. 100 et de quelques gouttes d'acide chromique ; on obtient une coloration rouge qui vire au bleu par addition d'ammoniaque.

SALOLS. SALICYLATES. — Quelques gouttes de perchlorure de fer ajoutées à l'urine donnent une belle coloration violette.

NAPHTALINE. — Quelques gouttes de lessive de soude donnent une coloration bleue.

PHÉNOLS, ACIDE PHÉNIQUE. — Les urines qui contiennent des phénols sont brun-verdâtre à l'émission.

Avec le perchlorure de fer, on obtient une coloration bleue ;

Avec le réactif de Milon, une coloration rouge.

CHLOROFORME. CHLORAL. — Réduisent la liqueur de Fehling.

ALCALOÏDES. — Sont précipités en brun par le réactif de Bouchardat;

Précipités en blanc par le réactif de Tanret, qui disparaît par la chaleur ou l'addition d'alcool.

THALLINE. — Le chlorure ferrique, additionné à l'urine, donne une coloration rouge-pourpre qui vire au brun noir en 3 ou 4 heures.

URÉTHANE. — Avec le chlorure de calcium ammoniacal, on filtre : on obtient à l'ébullition un précipité de carbonate de chaux.

CHLORATE DE K. — On verse quelques gouttes de sulfate d'indigo et d'acide sulfurique étendu puis, goutte à goutte, une solution de sulfite de soude : on obtient ainsi une coloration bleue qui disparaît de suite dans le cas de chlorate de K.

PHÉNACÉTINE. — On acidifie l'urine avec HCl, on chauffe; après refroidissement, on ajoute une ou deux gouttes de perchlorure de fer en solution : on obtient une coloration rouge-brun.

RHUBARBE. SANTONINE. — Les urines qui les contiennent sont jaune-foncé, analogues aux urines ictériques.

Par l'addition d'un alcali (soude) on obtient une coloration rouge.

Cette coloration dure plus de 24 heures pour le séné et la rhubarbe.

Elle ne dure que 24 heures pour la santonine.

RECHERCHE DE LA TOXICITÉ URINAIRE

L'urine, en dehors de toutes les substances énumérées renferme de nombreux produits toxiques. Il est parfois utile de connaître le degré de la toxicité urinaire.

A cet effet, on choisit le lapin comme animal d'expérience. On injecte dans la veine marginale de son oreille de l'urine neutralisée et portée à la température de 38°.

On introduit à la fois 1 centimètre cube toutes les 10 minutes.

Pour tuer un lapin il faut de 40 à 50 centimètres cubes d'urine normale.

L'urotoxie est donc la quantité de matière capable de tuer un kilogramme d'animal.

Le coefficient urotoxique sera le nombre d'urotoxies fabriquées en 24 heures par un kilogramme d'individu (Bouchard).

On a calculé ainsi que l'homme adulte et sain élimine en 24 heures, par chaque kilogramme de son poids, un poison suffisant pour tuer 465 grammes de son individu; il mettrait donc 52 heures pour produire une quantité de poison capable de l'intoxiquer entièrement.

Les accidents produits par l'intoxication urinaire normale sont :

L'hypothermie, le pseudo-coma, les convulsions, la respiration de Cheynes-Stokes, le myosis, etc., etc.

Dans le cas de perméabilité rénale, la toxicité urinaire augmentera chaque fois que l'organisme fabriquera plus de toxines.

Cette toxicité s'accentue surtout quand le foie est malade.

Quand la toxicité urinaire diminue, souvent le rein est malade ; les poisons s'accumulent alors dans l'organisme et arrivent à provoquer l'urémie.

EXAMEN DU SANG

CARACTÈRES

C'est un liquide rouge, visqueux, de 1 050 de densité ; son odeur est voisine de celle de la sueur.

De réaction alcaline.

Quantité : de 4 à 5 kilos chez l'homme.

Constitué histologiquement par des globules blancs, des globules rouges et du plasma.

Globules. — 515 gr. p. 1 000.

Eau 349

Résidus. { Hémoglobine. . . 160
{ Sels. 3

Plasma. — 485 gr. p. 1 000.

Eau 440

Résidus. { Sels. 4
{ Fibrinogène . . . 3
{ Albumine 37

L'examen chinique du sang portera sur les globules et le plasma.

Il renseignera sur le chiffre, la modification des globules, la richesse du sang en hémoglobine, etc.

PRÉLÈVEMENT DU SANG

Le sang à examiner chez le vivant peut provenir d'hémorragies.

On est en demeure de le prélever :

1° PAR PIQURE DU DOIGT. — On prend la pulpe du doigt, on lave à la brosse et au savon pendant 5 minutes, puis à l'alcool, au sublimé, à l'éther.

On pique avec une lancette bien stérilisée. On recueille le sang dans une pipette.

On peut le recueillir au niveau du lobule de l'oreille où la peau est plus mince.

ASPIRATION DANS UNE VEINE. — On aspire, avec la seringue de Straus, dans une veine de l'avant-bras, avec les mêmes précautions que dans la saignée ordinaire. On a ainsi la possibilité d'avoir autant de sang que l'on désire.

NUMÉRATION DES ÉLÉMENTS DU SANG

Globules rouges. — PROCÉDÉ DE HAYEM. — On aspire le sang qui sort de la piqûre avec une pipette spéciale capillaire portant des graduations depuis le chiffre 8 à o.

Cette pipette est reliée à un tube en caoutchouc. On aspire le sang jusqu'à la graduation 2 très exactement.

On a placé dans une éprouvette graduée 5oo millimètres cubes de sérum artificiel d'Hayem :

Eau distillée.	200 gr.
Chlorure de sodium	1 »
Sulfate de soude	5 »
Bichlorure de Hg	5o »

On place l'extrémité de la pipette dans le sérum ; on souffle par le tube en caoutchouc, on chasse ainsi le sang dans le sérum ; on aspire et on souffle plusieurs fois par le tube un peu de sérum pour bien laver la pipette capillaire ; on la retire du sérum et on agite avec une palette de verre.

On dépose une goutte de ce mélange dans la chambre humide graduée de Malassez.

Cette chambre humide comprend un réseau micrométrique formé de 20 rectangles divisés chacun en 20 petits carrés parfaits et égaux.

Les rectangles ont 1/4 de millimètre de large et 1/5 de millimètre de haut.

Leur surface est de 1/20 de millimètre carré.

Chaque petit carré contenu a donc une surface de 1/400 de millimètre carré.

La couche de liquide dans cette chambre recouverte a une épaisseur de 1/5 de millimètre :

Chaque rectangle a donc un volume de $1/20 \times 1/5 = 1/100$ de millimètre cube ;

Chaque carré de $1/400 \times 1/5 = 1/2\,000$ de millimètre cube.

On compte alors tous les globules contenus dans un rectangle et on multiplie par 10 000, car la dilution est faite la plupart du temps au centième.

On obtient ainsi le nombre de globules rouges par millimètre cube.

Il est de 5 millions en moyenne par millimètre carré, chez l'homme sain, de 4 500 000 chez la femme.

Globules blancs. — On les compte de la même façon.

Le sang normal en contient en moyenne 6 000 par millimètre carré.

Dosage de l'hémoglobine. — La chromométrie est souvent plus nécessaire que l'hématimétrie en clinique.

Procédé d'Hénocque. — Il comprend un appareil composé de deux lames de verre placées obliquement l'une sur l'autre; entre elles se trouve un espace prismatique capillaire.

On fait pénétrer dans cet espace du sang non dilué : 6 gouttes suffisent pour le remplir.

On obtient ainsi une nappe de sang dont l'épaisseur augmente de gauche à droite.

L'appareil comprend en outre une plaque émaillée portant une échelle graduée de droite à gauche.

On applique sur cette plaque émaillée les deux plaques de verre. Le dernier chiffre de la graduation, lu très distinctement par transparence à travers la couche de sang, indique la proportion d'hémoglobine contenue dans 100 grammes de sang examiné.

Ces deux méthodes combinées, hématimétrie et chromométrie, permettent de faire des pronostics et d'évaluer l'intensité des anémies.

EXAMEN DIRECT DU SANG

L'examen à l'œil nu sera parfois nécessaire.

A l'état normal, le sang artériel est vermeil, le sang veineux rouge-bleuâtre.

Dans l'anémie, il est rosé pâle.

Dans la leucémie, rouge sale.

Dans les intoxications par le CO_2, il est rouge vif cerise, etc.

Examen spectroscopique. — Cet examen sert à découvrir certaines altérations de l'hémoglobine.

Dans ses diverses combinaisons, l'hémoglobine donne des spectres bien déterminés et distincts les uns des autres.

L'oxyhémoglobine donne deux bandes d'absorption dans le jaune et dans le vert.

La méthémoglobine en solution alcaline donne deux bandes qui sont dans le jaune et le rouge, une troisième plus pâle dans le jaune également.

La méthémoglobine en solution acide donne une bande dans le rouge, deux autres dans le jaune et le vert.

Examen histologique du sang. — On étend une goutte de sang sur lamelle, on fait sécher rapidement par agitation.

On peut colorer les globules.

Les globules rouges se colorent à l'éosine ; les noyaux des globules blancs se colorent par les couleurs basiques ; quelques-uns prennent coloration par les couleurs acides : ce sont les éosinophiles.

MORPHOLOGIE. — *Globules rouges*. — Ce sont des petits disques biconcaves de 7 μ de diamètre et de 2 μ d'épaisseur, se réunissant ensemble en piles de monnaie.

Vus de face, le centre est obscur, les bords clairs.

Vus de côté, ils apparaissent sous la forme de disques biconcaves.

Mélangés à un liquide tel que l'urine par exemple, ils deviennent sphériques, beaucoup plus petits, et perdent leur matière colorante.

Globules blancs. — Ils sont sphériques ; leur contour est irrégulier ; ils sont blancs, granuleux, ont un diamètre de 8 à 12 μ ; ils ont des mouvements et plusieurs noyaux.

Parfois on rencontre dans le sang des granulations graisseuses et albumineuses.

Altérations possibles des globules. — Les globules rouges peuvent devenir énormes, de 10 à 15 μ de diamètre dans l'anémie ; ils peuvent devenir beaucoup plus petits (4 à 5 μ) dans la même maladie.

Parfois ils prennent la forme de poires ou de bouteilles ; diminuent encore de volume (1 à 2 μ de diamètre) pour constituer les microcytes ; ces derniers ont la propriété de ne pas s'empiler. Parfois ils sont pourvus d'un noyau (anémie, leucocytémie.)

Éléments étrangers. — On rencontre souvent dans le sang des pigments noirs ou bruns en granulations contenues dans les leucocytes ; ils constituent la mélanémie.

On y rencontre aussi des parasites animaux et végétaux. (Voir parasitologie et bactériologie.)

EXAMEN DU PUS

Le pus est un exsudat complexe constitué par des produits de désagrégation, de destruction de cellules conjonctives endothéliales, connectives.

Caractères physiques. — C'est un liquide opaque, crémeux, jaune-clair, parfois vert, de densité variant entre 1 020 et 1 040.

Odeur. — Plus ou moins fétide, due à la présence de bactéries dans le pus. Dans certaines régions, l'odeur rappelle celle de l'organe voisin (abcès dans le voisinage de la vessie : odeur d'urine, etc.).

Constitution. — Fragments de fibrine, de graisse : de globules blancs ; débris de vaisseaux capillaires, lympathiques, sanguins ; bactéries.

Caractères chimiques.

Eau.	950 p. 1000
Résidus fixes	40 »
Albumines.	15 »
Leucines	10 »
Graisses	10 »
Lecithine	} 5 à 10 »
Sels	

Bacilles pyogènes. — A l'examen, le pus peut ne

pas contenir de bacilles, il est stérile ; on doit dans ce cas chercher le bacille de la tuberculose.

Les principaux bacilles pyogènes sont :

Les staphylocoques.

Le streptocoque.

Le micrococcus tetragenes.

Le micrococcus pyogenes tenuis.

Le pneumocoque.

Le pneumo-bacille.

Le bacille typhique.

Le gonocoque.

Le bacille de la morve.

Le bacille pyocyanique.

Le bactérium coli.

EXAMEN DU PUS

On prélève le pus selon les méthodes ordinaires indiquées en bactériologie, en faisant l'antisepsie de la région et en notant d'où il vient.

EXAMEN DIRECT. — Se fait avec ou sans coloration. Avec coloration, on étale la gouttelette de pus sur lamelle, on fait sécher, on fixe sur bec Bunsen, on colore avec le bleu ou le violet.

Si l'on soupçonne le bacille de Koch, on colore au Ziehl.

EXAMEN INDIRECT. — Dans une seconde méthode, on isole les espèces microbiennes sur plaques de Pétri, on ensemence pour cultures anaérobies et aérobies. On fait l'inoculation aux animaux pour confirmer les méthodes précédentes.

On notera au microscope les globules blancs dont les noyaux ressortent grâce aux colorations, les débris épithéliaux et les bacilles pyogènes qu'on reconnaîtra à leurs caractères distinctifs.

EXAMEN DES CRACHATS

Est très important en clinique.

Les crachats sont récoltés dans des récipients spéciaux ; ils ne doivent être mélangés à aucun autre liquide.

Examen physique. — Quantité très variable, de quelques grammes à 800 dans la bronchite, dans la tuberculose, l'expectoration albumineuse.

Aspect. — Ils sont liquides, fluides, épais, adhérents ou non au vase, glaireux, visqueux, spumeux, mousseux ou albumineux.

Couleur. — Très variable suivant les maladies.

Odeur. — Fade, aigre, fétide dans la gangrène pulmonaire.

Saveur. — Nulle en général ; parfois ils ont un goût amer, salé, fétide.

Classification. — Crachats séreux, albumineux. — Ce sont les plus simples. Ils sont aqueux, abondants, ressemblent à du blanc d'œuf battu. On les rencontre dans les catarrhes simples, dans l'expectoration albumineuse.

Crachats muqueux. — Ils sont aérés, visqueux, plus ou moins transparents ; ils sont constitués surtout par de l'eau et de la mucine. On les rencontre dans les bronchites chroniques ou aiguës, chez les asthmatiques, dans la première période de la pneumonie.

CRACHATS FIBRINEUX. — Ils caractérisent la pneumonie fibrineuse aiguë, franche.

Ils adhèrent au vase.

Ils ont une couleur variant de l'aspect rouge-brique à celui jus de pruneau.

CRACHATS HÉMORRHAGIQUES, SANGUINOLENTS. — Dans les maladies du cœur (hémoptysies cardiaques) ;
Maladies du larynx (cancer, phtysie) ;
Maladies des bronches (hémoptysies bronchiques);
Maladies du poumon : Congestions, Tuberculose ;
Maladies infectieuses générales : Variole noire, Typhoïde, etc. :
Hémoptysies supplémentaires ;
Hémoptysies mécaniques par effort, décompression brusque ;
Hémoptysies chirurgicales ;
Crachats d'infarctus.

Tous ces crachats sont formés de sang plus ou moins rouge ; ils adhèrent ou non au vase, sont spumeux, âcres ou visqueux.

CRACHATS MUCO-PURULENTS. — Sont homogènes, jaunâtres ou gris sale.

On les rencontre dans les catarrhes à leur deuxième période;
Dans la troisième période de la pneumonie ;
Dans la dilatation des bronches, la tuberculose.

CRACHATS PURULENTS. — Ils sont caractérisés par

des semis de points jaunâtres, verdâtres ; sont rendus en plus ou moins grande quantité.

1º Les uns sont franchement purulents et par le repos se divisent en deux couches :

L'une supérieure, séreuse ;

L'autre inférieure, épaisse.

On les rencontre dans les abcès pulmonaires, bronchites putrides, etc.

2º Les autres sont plus rares.

Par le repos ils se forment en trois couches :

La première, muco-purulente, spumeuse ;

La seconde, liquide, sirupeuse ;

L'inférieure, épaisse, sédimenteuse.

On les rencontre dans la gangrène pulmonaire, la tuberculose à la troisième période (purée de pois).

— Presque tous les crachats purulents, lorsqu'ils sont expectorés en petite quantité, ont une forme particulière, nummulaire ;

Lorsqu'ils sont rendus en grande quantité (vomique, abcès) ils n'ont pas de forme spéciale.

— Reste à signaler un groupe de crachats spécial :

Les hydatides, les vomiques d'origine pleurale ou hépatique ;

Les concrétions calcaires et les corps étrangers divers rendus en crachats.

Examen histologique. — On rencontre dans le mucus, qui en est l'élément fondamental :

Des cellules épithéliales pavimenteuses, cylindriques à cils vibratils, alvéolaires ;

Des hématies ;

Des leucocytes ;

Des cristaux d'hématoïdine, d'acides gras, de cho-
estérine, de leucine, de tyrosine ;

Des cristaux de Leyden ou de Charcot ;

Des débris épithéliaux et cellulaires de tous genres ;

Des spirales de Curschmann ;

Des fibres élastiques ;

Des fragments entiers de tissu pulmonaire.

Examen bactériologique. — Il sera méthodiquement fait.

On pourra rencontrer dans les crachats tous les
micro-organismes.

CYTO-DIAGNOSTIC

Cette méthode, bien étudiée tout récemment par MM. Widal et Ravaut, permet de faire la pathogénie des pleurésies et de diagnostiquer leur nature.

Il a été démontré que tous les épanchements sérofibrineux de la plèvre les plus transparents contiennent des hématies, des leucocytes et des cellules endothéliales.

A côté de cela chaque groupe de pleurésies possède des caractères histologiques spéciaux.

On fait une ponction exploratrice à la seringue de Strauss avec toutes les indications antiseptiques.

On défibrine le liquide, on le centrifuge et on fait des préparations à l'éosine-hématéine.

Pleurésies mécaniques. — (Cardiaques, brightiques, pleurésies par compression).

Ces pleurésies sont caractérisées par la présence sous le microscope, dans leur liquide, de cellules endothéliales isolées ou soudées ensemble.

Parfois elles forment par leur réunion de véritables placards. L'épanchement en vieillissant ferait disparaître leur confluence.

Pleurésies idiopathiques (*a frigore*). — On constate, à partir du huitieme jour seulement, de nombreux lymphocytes avec des globules rouges.

Pleurésies tuberculeuses. — (Chez des tuberculeux pulmonaires).

Il existe ici des globules rouges en très petite quantité ; les lymphocytes sont rares.

Les polynucléaires abondent ; ils sont déformés ; leurs noyaux sont divisés.

Pleurésies pneumococciques. — On y rencontre de nombreux globules rouges et des lymphocytes.

Les mononucléaires peuvent être énormes et englober les polynucléaires qui sont ici en grande quantité.

Pleurésies streptococciques. — Sont caractérisées par la présence de nombreux polynucléaires dont les noyaux sont déformés. On ne rencontrerait pas ici d'autres éléments.

ÉTUDE DU CHIMISME GASTRIQUE NORMAL ET PATHOLOGIQUE

L'examen du suc gastrique, son analyse absolue est souvent nécessaire en clinique.

Nous rappellerons en deux mots les caractères normaux du suc gastrique.

SUC GASTRIQUE

Caractères. — Il est sécrété d'une façon intermittente ; il varie de 400 à 600 grammes par heure au moment des repas.

Il a de 1002 à 1010 de densité.

C'est un liquide incolore, de saveur et d'odeur acides, il est limpide.

Sa réaction est nettement acide au tournesol.

Les acides constitutifs naîtraient de la décomposition de matières organiques très complexes par les ferments solubles.

Composition normale.

Eau.	980/1000
HCl	2 »
Pepsine	3 »
Chlorures	2 à 3 »
Phosphates	0.15 »
Résidus	5 à 10 »

ANALYSE DU CONTENU STOMACAL

Elle sera faite méthodiquement et se décomposera en plusieurs temps.

Repas d'épreuve. — Il faut toujours opérer sur un estomac à jeun depuis 8 heures.

On administre à jeun un repas d'épreuve composé soit de :

Pain	50 gr.
Thé léger . .	300 »

soit de

Pain.	100 gr.
Viande hachée . .	50 »
Eau.	150 »

On laisse ce repas une ou deux heures dans l'estomac du malade.

Extraction du repas. — On introduit dans l'estomac du malade un tube de Faucher avec toutes les précautions indiquées pour le lavage d'estomac.

Ce tube de Faucher est réuni par un prolongement à un ballon muni d'un bouchon à deux tubulures et à deux robinets.

Par l'une des tubulures arrivera le contenu stomacal.

L'autre tubulure, munie d'un tube, se rend à un aspirateur Potain.

On fait le vide dans le ballon en ouvrant le robinet du tube aspirateur. Quand la vide est complet dans le ballon, on ferme ce premier robinet, on ouvre le second situé sur le tube Faucher : le contenu stomacal arrive ainsi dans le ballon.

Examen physique. — On note exactement le volume en centimètres cubes; on pèse.

On note la couleur, l'aspect, l'odeur du produit extrait, on filtre.

Examen chimique. — a) QUALITATIF. — On examine la réaction au papier de tournesol. Si le liquide est acide, le tournesol bleu vire au rouge.

Acide chlorhydrique. — On ajoute, pour s'assurer de la présence de l'acide chlorhydrique, du vert brillant qui devient jaune-verdâtre en présence d'HCl.

Avec du violet de méthyle, on obtient une coloration bleue intense en présence d'HCl.

Acide lactique. — Avec le réactif d'Ueffelmann, on obtient, en présence d'acide lactique, une coloration jaune-vermouth.

L'HCl se décolore.

Composition du réactif d'Ueffelmann :
>   Solution de phénol à 4 p. 100.
>   Eau distillée : 20 cmc.
>   Perchlorure de fer : I à III gouttes.

Acide butyrique. — Est découvert en chauffant le liquide avec de l'alcool et une ou deux gouttes d'acide sulfurique : on obtient une odeur butyrique caractéristique.

Acide acétique. — On évapore le liquide à sec avec de la soude et de l'acide arsénieux : on obtient une odeur d'ail caractéristique.

Pepsine. — On prend 3 flacons à fermeture hermétique.

Dans le flacon I, on introduit 10 centimètres cubes du contenu extrait et un fragment de fibrine ;

Dans le flacon II :

> 10 cmc du contenu extrait,
> un fragment de fibrine,
> IV gouttes d'HCl dilué ;

Dans le flacon III :

> 10 cmc du contenu extrait,
> un fragment de fibrine,
> IV gouttes d'HCl dilué,
> 0 gr. 05 de pepsine.

On place ces 3 flacons à l'étuve, à 40°, pendant quelques heures.

Si la digestion n'a pas lieu dans les flacons I et II, c'est que le liquide ne contenait pas de pepsine.

Si, dans le flacon III, la digestion se fait plus rapidement que dans II, c'est que le liquide en contenait en petite quantité.

Dans le cas où la digestion se ferait plus rapidement dans les 3 flacons, le liquide contiendrait un excès de pepsine.

b) Quantitatif. — *Dosage de l'acidité totale.* — On prend exactement 10 centimètres cubes de liquide stomacal filtré ; comme indicateur, on ajoute deux ou trois gouttes de solution alcoolique étendue de phénolphtaléine.

Dans une burette Mohr, on introduit une solution normale de soude caustique à 40 p. 100 ; on la laisse tomber goutte à goutte en agitant dans le liquide à doser.

A un moment donné, le liquide se colore en rose pâle ; on arrête.

On sait qu'un centimètre cube de solution de soude neutralise o gr. o365 d'HCl anhydre.

Le liquide aura donc une acidité totale correspondant à autant de fois o gr. o365 d'HCl anhydre qu'on aura employé de centimètres cubes de solution pour l'analyse.

On multiplie donc par o,365 le chiffre obtenu sur la burette en versant la soude ; on obtient ainsi en grammes la quantité d'HCl par litre de liquide stomacal.

Dosage de l'acide chlorhydrique. — On se sert du réactif de Güntzburg (phloroglucine-vaniline).

Ce réactif ne révèle que l'HCl libre.

Dans 10 centimètres cubes de liquide gastrique, on verse, goutte à goutte, une solution de soude décime comme précédemment.

Jusqu'à ce que la réaction de Güntzburg cesse de se produire, on déduit aisément la quantité d'HCl contenu dans le liquide d'après la quantité de solution employée.

LIVRE IV

TECHNIQUE DES AUTOPSIES

ANATOMIE PATHOLOGIQUE

CHAPITRE PREMIER

TECHNIQUE DES AUTOPSIES

INSTRUMENTS NÉCESSAIRES

Quelques scalpels droits et convexes de diverses dimensions.

Quatre ou cinq couteaux à autopsie de Reckling-hausen.

Un couteau à cerveau de Virchow.

Un entérotome.

Un costotome ou plutôt un sécateur ordinaire de jardinier.

Une ou deux paires de ciseaux, courbes et droits.

Une scie.

Un marteau à crochet.

Un craniomètre.

Un rachiotome d'Amusat.

Des sondes, stylets, pinces, rugines.

Des aiguilles courbes, des fils de soie.

Un mètre et une balance.

Un insufflateur à robinet.

EXAMEN EXTERNE DU CADAVRE

On procède d'abord à l'examen général du cadavre.

On le mesure, on note son état général de nutrition, sa rigidité.

On examine ensuite chaque région en particulier :

L'état de la peau : ecchymoses, cicatrices, éruptions ;

La tête, les orifices de la tête ;

L'état de la pupille ;

La coloration des muqueuses ;

La langue, le palais, les dents, le pharynx, le larynx ;

Les organes génitaux, l'anus, le vagin (chez la femme) ; on pratique même le toucher quand il y a nécessité ;

La région thoracique (déformations) ;

La région abdominable (hernies, vergetures) ;

Les membres (fractures) ;

Les ganglions lymphatiques dans chaque région.

OUVERTURE DU CADAVRE

Elle est faite en tenant à droite du cadavre.

Abdomen. — On fait une incision médiane partant de la fourchette du sternum et allant au pubis.

On passe à gauche ou à droite du pubis.

On refait son incision à plusieurs reprises pour ouvrir l'abdomen et le péritoine, sans léser les viscères.

On note la présence de gaz ou de liquides à l'ouverture.

On recueille ces derniers s'ils existent.

Quand il y a nécessité, on fait des incisions transversales partant de la ligne médiane, au-dessous de l'ombilic, et se dirigeant vers les fosses iliaques, en respectant toutefois les régions crurales et inguinales.

Le champ d'examen est ainsi très agrandi.

On note la situation des organes, leurs rapports réciproques.

On explore les fosses iliaques, la région cæcale et appendiculaire, le grand et le petit bassin, l'hiatus de Winslow, l'arrière-cavité des épiploons ; on constate s'il existe des adhérenecs entre les organes et des causes d'obstruction intestinale.

Thorax. — On reprend son incision à la fourchette sternale ; on dissèque la peau, les muscles thoraciques, en rasant le plus près possible le gril costal.

On rabat les tissus le plus loin possible en dehors, de chaque côté.

On sectionne, quand on veut aller vite, avec le sécateur, toutes les côtes, en partant des plus inférieures.

On fait une ligne de section dont la concavité regarde en avant, partant de la dernière côte en bas, pour aboutir en haut à l'articulation sterno-claviculaire.

On désarticule les clavicules.

On détache le diaphragme, tous les ligaments et les muscles qui peuvent retenir les côtes et le sternum, en rasant de près pour ne blesser aucun organe. On fait ainsi, sans ouvrir le péricarde, sauter le plastron sterno-costal.

On note, au préalable, s'il y a ou non pneumothorax.

On examine les rapports des organes du médiastin les plèvres, leur contenu, on recueille le liquide, s'il existe ; on constate les adhérences.

ABLATION ET EXAMEN DES ORGANES

On peut enlever les organes en bloc ou séparément.

Il sera plus utile de les enlever les uns après les autres quand on en aura le temps.

Cœur. — On ouvre le péricarde, on recueille les liquides s'il en existe, après avoir noté les adhérences.

On sectionne les gros vaisseaux au ras du péricarde pariétal ainsi que les ligaments.

On pèse : le poids moyen est de 300 grammes.

On fait l'épreuve de l'eau, le cœur une fois enlevé :

Dans l'aorte et l'artère pulmonaire on fait arriver un courant d'eau ; si les valvules sont normales elles s'abaissent et empêchent le liquide de passer.

Dans le cas d'insuffisance, l'eau contenue dans le vaisseau s'écoule plus ou moins rapidement dans les ventricules à travers les valvules.

On introduit ensuite le doigt dans les orifices vasculaires, on note la résistance des parois, le calibre, l'existence ou non de rétrécissements.

Ouverture du cœur. — On fait, avec des ciseaux, sur la face postérieure du cœur, une incision horizontale, située à la partie inférieure des oreillettes, le long du sillon auriculo-ventriculaire, commençant et finissant sur chaque bord latéral du cœur.

Les orifices auriculo-ventriculaires sont ainsi à découvert.

On constate l'existence ou non de rétrécissement ou d'insuffisance valvulaire.

Épreuve de l'eau. — On fait arriver ici, sous pression, l'eau dans le ventricule. Elle tend la valvule qui résiste quand elle est saine et qui, dans le cas d'insuffisance, laisse passer le liquide.

Section des orifices. — On pratique alors sur chaque orifice une coupe perpendiculaire à son plan.

Par sections verticales sur la face postérieure du cœur, on ouvre les orifices auriculo-ventriculaires, on note l'état complet des oreillettes, des ventricules, des parties constitutives, cordages et muscles.

On ouvre successivement les orifices artériels sur la face antérieure du cœur; on note l'état des tuniques artérielles et veineuses, etc.

Poumons. — On les enlève ensemble, en traçant de chaque côté de la colonne vertébrale et sur son bord antérieur deux incisions longitudinales qui détachent les plèvres; on sectionne ensuite le pédicule pulmonaire, les ligaments, les vaisseaux.

On examine les caractères extérieurs. Le poids moyen des poumons est de 500 grammes.

On examine la perméabilité des bronches.

On fait des coupes transversales très rapprochées au niveau de chaque lobe.

On regarde si le parenchyme pulmonaire plonge ou surnage dans l'eau.

Il est parfois nécessaire de faire l'insufflation.

Le larynx, la trachée seront examinés après ablation; on fera des sections verticales.

Foie. — On sectionne les ligaments suspenseurs et coronaires du foie ainsi que le hile.

On explore le canal cholédoque, la veine porte.

On note le poids : 1 500 grammes moyen. On ouvre la vésicule biliaire.

On fait des coupes au niveau de chaque lobe.

Rate. — On saisit l'organe à pleines mains, on sectionne le hile, on fait des coupes comme au foie. Le poids moyen est de 150 grammes.

Reins. — On écarte toute la masse intestinale du côté opposé à celui du rein qu'on veut saisir.

On incise l'uretère ; on enlève le rein avec la capsule surrénale en sectionnant l'enveloppe celluleuse et le hile.

Sur le bord convexe du rein, on fait une coupe longitudinale perpendiculaire allant jusqu'au bassinet.

On fait la décortication de la capsule.

Chaque rein, en moyenne, pèse 150 grammes.

Masse intestinale. — On pose une ligature au niveau du cardia, une double ligature à la partie inférieure du duodénum.

Par dissection, on enlève les ligaments de l'estomac, du duodénum, du pancréas. On sectionne l'intestin entre les deux ligatures duodénales. On enlève alors le pancréas, l'estomac, le duodénum d'un bloc.

Le pancréas est détaché de la masse totale. Son poids moyen est de 70 grammes. On fait une coupe longitudinale en suivant le canal de Wirsung.

On incise l'estomac sur sa face antérieure en suivant la ligne courbe du cardia au pylore, parallèlement à la grande courbure.

On note ce que l'on trouve dans son intérieur, on explore la muqueuse. On opère de même pour le duodénum.

Intestin. — On fait une première ligature duodénale, on en fait une seconde à la partie supérieure du rectum.

On dégage l'intestin de tous ses replis mésentériques en sectionnant le bord intestinal du mesentère d'abord jusqu'au cæcum, puis jusqu'à sa terminaison.

On enlève les ligatures, on fait passer un courant d'eau à partir du duodénum, d'abord lentement puis, de plus en plus fort : l'intestin est lavé ; avec l'entérotome, on sectionne l'intestin sur la ligne mésentérique à partir de son extrémité duodénale (au niveau du cæcum on sectionne l'appendice). L'intestin, ouvert sur toute son étendue, est étendu sur la table. On examine la muqueuse, centimètre par centimètre.

Organes du petit bassin. — On les enlève en bloc.

Chez l'homme, on incise le long du plancher périnéal, en rasant la face postérieure du rectum qu'on tranche le plus bas possible, la face inférieure de la prostate, l'urèthre qu'on tranche à ras.

Avec les doigts, on décortique de chaque côté et en avant toute la surface de la vessie.

Chez la femme, on sectionnera de la même façon, en rasant toujours les plans musculaires et osseux ; on tranche le conduit vaginal le plus bas possible et les ligaments utérins à leur insertion pelvienne.

Moelle épinière. — Lorsqu'on aura à examiner la moelle, c'est par elle qu'il faudra commencer.

On couche le sujet sur la face antérieure du corps. On place des billots sous l'abdomen et le cou.

On fait une incision médiane passant par la ligne et les saillies des apophyses épineuses, partant de la protubérance pour aboutir aux dernières vertèbres.

On repasse plusieurs fois dans l'incision. Puis, de chaque côté des apophyses épineuses, en se servant de la même ligne, on fait une incision très profonde qui détache muscles et aponévroses ; on dénude en raclant les arcs vertébraux jusqu'à 1 ou 2 centimètres en dehors, à partir de la colonne vertébrale.

Les parties molles détachées, on sectionne les lames vertébrales de chaque côté des apophyses épineuses, au moyen du rachiotome d'Amusat et du marteau. Par traction avec le crochet du marteau on enlève la partie médiane ; on complète en sectionnant les ligaments qui pourraient retenir.

On met ainsi à nu la dure-mère rachidienne, on l'examine, on l'ouvre par une section verticale partant de la queue de cheval jusqu'à la protubérance. On recueille si possible le liquide céphalo-rachidien. On coupe toutes les racines rachidiennes après avoir remarqué si elles sont altérées. On sectionne la moelle au niveau du bulbe, on fait les coupes transversales nécessaires. On examinera avec soin les méninges et l'état du canal rachidien.

Encéphale. — On place un billot sous le cou.

On fait une incision de parties molles partant de l'angle supérieur de l'oreille, contournant le vertex au niveau de la protubérance occipitale externe et rejoignant l'autre oreille.

On sectionne les muscles profonds en repassant dans l'incision ; on rabat en avant le lambeau antérieur, de façon à découvrir toute la calotte cranienne jusqu'au niveau des arcs orbitaires en avant.

On trace à la scie une ligne circulaire qui passe, en avant, à un centimètre au-dessus de l'arcade sourcilière, en arrière, au niveau de la protubérance.

On note la dureté de la calotte en sciant.

On l'enlève en la détachant de la dure-mère avec le crochet du marteau.

On note l'état des sutures, la forme, la consistance, l'état des bosses et des tables osseuses de la calotte.

On examine la dure-mère, on note sa vascularisation ; on l'incise de chaque côté au niveau du trait de scie, on la rabat.

On détache en avant au niveau de l'apophyse crista-galli, en arrière à la partie inférieure de la protubérance interne.

On introduit les doigts en avant sous les lobes frontaux du cerveau, on les soulève, on coupe, en rasant la base cranienne, tous les nerfs aussi près que possible de leur entrée dans les trous craniens, en partant d'avant en arrière jusqu'à la tente du cervelet.

On incise celle-ci à ses insertions de chaque côté. Puis, dans le trou occipital, le plus bas possible, on sectionne la moelle.

En opérant, on recueille si possible le liquide céphalo-rachidien. On pèse le cerveau enlevé en totalité: son poids moyen est de 1 500 grammes. On examine la dure-mère de la base et les os.

On note les caractères de la pie-mère, sa vascularisation, son aspect, sa couleur; on la décolle progressivement du cerveau et du cervelet.

On examine alors tous les caractères extérieurs du cerveau, sa couleur, sa consistance, ses connexions, sa vascularisation.

On explore les circonvolutions.

COUPES. — On sépare le cervelet, le bulbe, la protubérance.

On les examine en faisant des coupes transversales parallèles et rapprochées.

Pour le cervelet, les coupes antéro-postérieures semblent préférables.

Pour le cerveau, on sépare les deux hémisphères par une section antéro-postérieure au niveau de la scissure inter-hémisphérique.

On couche l'hémisphère sur sa face interne.

Coupes verticales. — On fait une première coupe transversale à 5 centimètres en avant du sillon de Rolando. C'est la coupe préfrontale.

La deuxième coupe, parallèle à la première, passe au niveau des pieds des circonvolutions frontales. Elle laisse voir le faisceau pédiculo-frontal supérieur, moyen et inférieur, le corps calleux, le noyau caudé du corps strié, le noyau lenticulaire, la capsule interne.

La troisième coupe frontale passe au niveau de la circonvolution frontale ascendante; elle laisse voir les faisceaux frontaux, la couche optique, la capsule externe, l'avant-mur, en plus des organes déjà vus dans la seconde.

La quatrième coupe, pariétale, passe au niveau de la circonvolution pariétale ascendante; elle laisse voir

les mêmes organes avec en plus les faisceaux pariétaux.

La cinquième coupe, pédiculo-pariétale, passe par le
pied des lobules pariétaux ; elle laisse voir les faisceaux
pédiculo-pariétaux, le corps calleux, le noyau caudé,
la couche optique.

La sixième coupe passe à un centimètre environ en
avant de la scissure perpendiculaire externe.

Coupes horizontales. — a) *Coupe de Brissaud.* Se
fait après l'ablation du cerveau et la séparation des
hémisphères.

On incline un peu la section en bas et en arrière ; elle
passe par le milieu de la tête du noyau caudé et à
l'union du 1/3 supérieur avec les 2/3 inférieurs de la
couche optique.

b) *Coupe de Déjerine.* — Elle passe au niveau du tubercule antérieur de la couche optique et de l'extrémité antérieure du pli cunéo-limbique.

On sectionne ainsi la capsule interne dans une
grande étendue ; le genou est net ainsi que les trois
segments du noyau lenticulaire.

CHAPITRE II

ANATOMIE PATHOLOGIQUE

TUMEURS ÉPITHÉLIALES

Ce sont des tumeurs nées d'épithéliums.

1. **Adénomes.** — Ce sont des tumeurs développées au niveau des glandes.

Les *mono-adénomes* se développent dans les glandes en grappe.

a) *Les adénomes* b *avec prédominance des acini.* Ce sont des tumeurs ovoïdes bosselées avec des capsules.

A la coupe, ils présentent des tissus résistants, fermes, criant sous le couteau.

Au microscope, les culs-de-sac acineux sont hypertrophiés.

Souvent, à l'intérieur de ces tumeurs, on trouve des néoformations kystiques.

b) *Les adénomes avec prédominance du stroma.* Ils sont beaucoup plus durs et résistants que les précédents ; on ne rencontre pas de kystes à leur intérieur ; ici c'est le stroma qui est hypertrophié en lamelles concentriques.

Les *polyadénomes* sont des tumeurs constituées par l'hypertrophie de plusieurs glandes dans le même organe.

Ce sont des tumeurs blanches, de consistance molle, de volume assez grand.

Au microscope, les cellules épithéliales glandulaires sont hypertrophiées.

Ces tumeurs ont grande tendance à la diffusion.

2. **Epithéliomes.** — *a*. Epithéliome pavimenteux. — *Type perlé*. — Il est assez rare. Il est constitué par la réunion de cellules cornées en lames concentriques.

Il y a formation de petites tumeurs blanchâtres, perlées, à aspect nacré. Ces petites masses sont séparées les unes des autres par un stroma conjonctif sans grande vitalité. En général, il n'y a pas d'envahissement dans cette forme.

Type lobulé. — Ce sont des tumeurs blanchâtres, granuleuses, friables.

Elles sont constituées par des lobules à cellules diverses.

C'est, en somme, la reproduction des couches de Malpighi avec des cellules granuleuses très épaisses.

Ces lobules sont entourés d'un stroma fibreux abondant.

Ce type a tendance à l'envahissement, qui se fait suivant le trajet des vaisseaux.

Type tubulé. — Est constitué par de longs tubes plongés dans un stroma assez dense ou au milieu d'éléments embryonnaires.

Ces tubes se réunissent les uns aux autres pour former le néoplasme, qui est moins grave que les précédents.

b. Epithéliome cylindrique. — Ce sont des tumeurs graves.

Elles sont formées de tubes tapissés par une seule couche d'épithélium cylindrique, et réunis par un stroma fibreux dense.

Ces tumeurs sont arrondies, assez régulières ; leur centre est ulcéré, et elles produisent du suc laiteux en assez grande quantité.

3. **Carcinomes.** — Ce sont des tumeurs malignes par excellence.

A l'aspect, elles sont diffuses, sans membrane d'enveloppe et surtout sans zone de séparation avec les tissus sains. Les ganglions de voisinage sont toujours infiltrés, la tumeur a tendance à la propagation et à la généralisation rapide.

La surface de section est grisâtre, elle laisse suinter un liquide abondant, crémeux (suc cancéreux).

Au microscope, elles sont constituées par un stroma fibreux croisé dans tous les sens et qui délimite des alvéoles remplies de cellules plates, irrégulières, de toutes dimensions, en pleine dégénérescence.

Ces carcinomes renferment plusieurs espèces :

a. LE SQUIRRHE. — Tumeur très dure, à section jaunâtre.

Du centre partent des prolongements qui laissent entre eux des vacuoles pleines de tractus graisseux.

b. L'ENCÉPHALOÏDE. — Tumeur molle, volumineuse ; les alvéoles sont très grandes, le suc cancéreux en grande quantité.

c. LE CARCINOME COLLOÏDE. — Est constitué par des masses colloïdes abondantes, renfermées dans les alvéoles qui sont ici très larges.

A signaler encore dans ce groupe : le CARCINOME MÉLANIQUE et le CARCINOME LIPOMATEUX, assez rares.

Le premier se rapproche beaucoup, sauf sa pigmentation, des encéphaloïdes ;

Le second est caractérisé par une infiltration graisseuse abondante.

TUMEURS VASCULO-CONNECTIVES

1. **Fibromes.** — Ils sont constitués par du tissu conjonctif adulte.

Le fibrome tubéreux, fasciculé, peut devenir énorme. C'est une tumeur dure, résistante, criant sous le couteau, à la coupe. Sa couleur est blanc-rosé. Il est constitué par des lobes juxtaposés, réunis par du tissu conjonctif lâche, avec nerfs et vaisseaux.

2. **Sarcomes.** — Sont constitués par du tissu conjonctif embryonnaire.

a. SARCOME GLOBO-CELLULAIRE. — Ce sont des masses molles, rougeâtres, kystiques.

Au microscope, on distingue des cellules rondes à gros noyaux, entourées de protoplasma, et un réseau vasculaire très développé.

b. SARCOME A MYÉLOPLAXES. — Caractérisé par de grandes cellules larges, à noyaux multiples, analogues à celles de la moelle osseuse.

c. SARCOME FASCICULÉ. — Constitué par des cellules en étoile avec stroma intermédiaire et vaisseaux peu abondants.

Il forme des tumeurs assez consistantes, d'aspect blanc rosé.

3. Myxomes. — Forment des tumeurs molles, fluctuantes, demi-liquides, gélatineuses, laissant suinter un liquide jaunâtre, gommeux.

Au microscope, on découvre des fibres de tissu conjonctif jeune au milieu desquelles sont situées des cellules étoilées ou fusiformes.

4. Lipomes. — Sont constitués par des lobules qui renferment, en grande quantité, des cellules graisseuses rondes ou prismatiques ; autour de ces lobules, et les réunissant, des tractus lamineux très peu vascularisés.

5. Chondromes. — Formés en général d'une membrane d'enveloppe, de cellules cartilagineuses analogues à celles du cartilage hyalin, et d'une substance fondamentale muqueuse avec des fibrilles conjonctives et élastiques.

6. Endothéliomes. — Sont constitués par une réunion de cellules endothéliales minces, polygonales, entourées par une capsule fibreuse.

7. Ostéomes. — Ils reproduiraient toutes les variétés des tissus osseux.

8. Lymphadénomes. — Ce sont des tumeurs qui peuvent arriver à un certain volume. En général, elles ont une couleur grisâtre, sont formées par la réunion de plusieurs petites tumeurs.

A la coupe, leur surface est rosée, lardacée.

· Au microscope, on distingue un réticulum à mailles nombreuses remplies de cellules lymphatiques assez grosses.

TUBERCULOSE

Granulations grises. — Ce sont des nodosités arrondies, à volume très variable (o,10 µ à 1 millimètre). Elles sont en général en grand nombre, sont très adhérentes aux tissus et perceptibles au toucher. Leur couleur est louche, jaunâtre. En général, leur tissu est sec à la coupe. Parfois elles se ramollissent, augmentent de volume.

Au microscope, on aperçoit, tout à fait en dehors, une zone de cellules embryonnaires ; au milieu, une zone de cellules épithélioïdes ; au centre la cellule géante.

Les cellules embryonnaires sont rondes, en grand nombre ; leur noyau est régulier, énorme. Elles ont de 4 à 10 µ de diamètre. Elles sont le siège d'une prolifération active.

Les cellules épithélioïdes sont plus volumineuses. leur noyau est moins régulier, plus petit. Le protoplasma est assez abondant.

On rencontre souvent à leur intérieur des bacilles de Koch.

Les cellules géantes sont volumineuses, arrondies, granuleuses. Elles contiennent des noyaux nombreux, disposés en cercle à la périphérie de la cellule, et qui contiennent, eux, des nucléoles.

Pour certains auteurs elles auraient des prolongements.

Les bacilles de Koch s'y rencontrent en quantité.

Tubercules. — Ceux-ci sont plus volumineux. Ils sont constitués par la réunion de plusieurs follicules tuberculeux. Ils se localisent de préférence dans le voisinage ou sur les vaisseaux sanguins, lymphatiques ou même sur les conduits organiques (bronches, etc.).

Au microscope, la zone externe du tubercule est constituée par des cellules embryonnaires, comme dans le type précédent ;

La zone moyenne, par des cellules géantes entourées d'une petite zone de cellules épithélioïdes.

Le centre est rempli de la matière caséeuse ; celle-ci est le stade de dégénérescence tuberculeuse.

Infiltration tuberculeuse. — Est constituée par la confluence des granulations tuberculeuses qui finissent par s'étendre en nappes souvent très grandes. Ces granulations peuvent se rapprocher à tel point les unes des autres qu'elles arrivent presque à se fusionner ; il y a oblitération de tous les vaisseaux interstitiels, dégénérescence complète et caséification sur une grande étendue.

L'infiltration grise correspond aux granulations, l'infiltration jaune aux tubercules.

Les produits de caséification ont tendance à s'ouvrir à l'intérieur des vaisseaux et à s'éliminer. Parfois ils se résorbent ou se transforment en tissus fibreux.

SYPHILIS

Période primitive. — Les chancres sont constitués par des petites cellules embryonnaires conjonctives qui s'infiltrent dans le derme et l'épiderme.

Certaines de ces cellules peuvent devenir énormes. Toutes ces cellules, en grande quantité, s'infiltrent dans tous les interstices conjonctifs et produisent une induration des régions circonvoisines.

Les vaisseaux restent perméables.

Période secondaire. — Le tissu conjonctif est atteint ici aussi ; le derme, le périoste, les muqueuses peuvent être envahis.

La prolifération est moins abondante. Il y a hypertrophie des cellules. C'est ainsi que cette hypertrophie arrive à constituer, sur la peau et sur les muqueuses, les condylomes et plaques muqueuses ; sur les os, les exostoses, etc.

Les vaisseaux sont le siège d'une prolifération qui peut aller jusqu'à l'oblitération et provoquer des phénomènes de nécrobiose dans les territoires irrigués.

Période tertiaire. — Les lésions, ici, sont constituées par les ulcérations, les gommes.

Le tissu conjonctif lâche est atteint dans le voisinage des vaisseaux et même dans les couches connectives endartérielles.

Les gommes sont des petites tumeurs de volume variable. Le tissu qui les forme est sec, de couleur gris jaunâtre à la coupe.

Au microscope, elles sont formées par la réunion de petits noyaux de o,15 à o,10 μ.

Le tissu périphérique est conjonctif, adulte. Le tissu moyen est embryonnaire, conjonctif.

Le centre est occupé par les cellules gommeuses.

Au début, les vaisseaux ne subissent pas de transformations. Ils peuvent s'oblitérer dans les périodes terminales.

MALADIES DE LA MOELLE ÉPINIÈRE

Myélites aiguës diffuses. — Tous les éléments de la moelle sont atteints.

Au début, la moelle est rougeâtre, congestionnée.

Petit à petit, elle se ramollit, parfois sur plusieurs centimètres de long.

Cet état peut rester stationnaire ou arriver à la suppuration.

En même temps, on constate des suppurations de la vessie, du rein ; des escarres, etc.

Au microscope :

Les lésions existent au début autour des vaisseaux ;

Les éléments des gaines périvasculaires prolifèrent, les vaisseaux se dilatent.

Dans un second stade, les éléments nerveux dégénèrent, les cellules des cornes de la moelle se tuméfient, leur protoplasma se creuse de vacuoles, les prolongements s'atrophient, la myéline se segmente.

Myélites chroniques diffuses. — Sont la conséquence des précédentes ou sont le fait de compressions. L'anatomie pathologique est analogue.

La forme la plus fréquente est la myélite transverse qui intéresse tout un segment de la moelle de hauteur variable.

Myélites cavitaires. Syringomyélie. — A l'ouverture du canal rachidien, la moelle est aplatie, rubanée. A la coupe, elle est creusée d'une cavité. .

Cette cavité débute toujours dans la commissure postérieure pour se fusionner, petit à petit, avec le canal épendymaire.

Elle peut occuper une longueur indéterminée et gagner en largeur la substance grise des cornes antérieures et postérieures.

Les parois de la cavité sont formées par du tissu fin, fibrillaire, où prolifèrent les cellules de la névroglie.

Les artères situées de chaque côté du canal central sont comprimées, obstruées ; la nécrobiose des territoires qu'elles irriguent en sera la conséquence.

Les faisceaux pyramidaux, les cordons postérieurs, sont les premiers atteints.

Il existe des dégénérescences secondaires, ascendantes, descendantes, des cordons blancs.

Au microscope, le tissu nerveux est envahi par des cellules en araignées qui finissent par infiltrer et scléroser la substance médullaire.

Myélites de la substance grise. — MYÉLITES SYSTÉMATIQUES.

MYÉLITES AIGUES. — Les cornes antérieures sont frappées, mais dans des régions diverses, en foyers variant comme longueur entre 3 et 4 centimètres.

Dans la période de début, les foyers sont circonscrits.

Il y a inflammation des éléments médullaires avec ramollissement et granulations abondantes autour des vaisseaux.

Il y a, petit à petit, atrophie des cellules nerveuses.

Les faisceaux blancs et les racines antérieures peuvent être atteints par propagation.

Peu à peu, la substance grise en entier peut être atrophiée. Elle se sclérose, les cellules motrices s'atrophient, quelques-unes disparaissent.

Il peut y avoir sclérose ascendante et descendante consécutive.

On rencontre ces lésions dans la paralysie infantile et spinale aiguë de l'adulte.

Myélites chroniques. — Les lésions occupent toujours les cornes antérieures.

Les cellules motrices s'atrophient lentement, sans phénomènes inflammatoires ; quelques-unes disparaissent, se privent de leurs prolongements.

Les cordons blancs latéraux peuvent être atteints secondairement. On rencontre cette forme dans l'atrophie musculaire progressive, la paralysie bulbaire progressive.

Myélites de la substance blanche. — Scléroses secondaires. — Ces scléroses peuvent être descendantes ou ascendantes.

Elles sont caractérisées par la dégénérescence des cordons, la disparition précoce des cylindraxes, l'atrophie des cellules motrices.

Scléroses primitives systématiques. — Les lésions peuvent occuper tous les cordons.

Quels que soient le genre de maladie et les cordons atteints, ceux-ci ont des lésions identiques.

La pie-mère est épaissie, adhérente aux cordons malades.

Les cordons sont grisâtres, transparents, atrophiés.

Au microscope, les tubes nerveux sont atrophiés ; parfois ils sont dilatés.

Le tissu conjonctif périvasculaire est épaissi. Les vaisseaux subissent aussi leur part de dégénérescence.

Sclérose des cordons postérieurs. — La sclérose peut occuper la totalité des cordons postérieurs.

Sur toute la hauteur de la moelle, le sillon postérieur est obstrué.

Les lésions peuvent être plus localisées.

Les lésions débutent dans le cordon de Burdach, dans la bandelette externe de Pierret.

Le cordon de Goll est moins atteint.

Parfois, dans les cas avancés, la sclérose envahit les cordons latéraux dans la région de Lissauer.

Les racines rachidiennes sont grises, amincies, demi-transparentes.

Les ganglions spinaux peuvent être sclérosés avec altérations des cellules, surtout dans les parties les plus voisines de la moelle.

Toutes ces lésions se rencontrent dans le tabes ou ataxie locomotrice progressive.

Sclérose latérale amyotrophique. — La lésion débute ici par le haut de la moelle, au niveau du bulbe, et suit le trajet des faisceaux pyramidaux.

Elle est caractérisée par l'atrophie pigmentaire des cellules motrices des cornes antérieures comme lésions secondaires.

Sclérose latérale pure. — C'est le tabes spasmodique.

L'anatomie pathologique n'est pas encore bien démontrée ici.

Scléroses combinées. — Une des plus importantes est l'ataxie héréditaire ou maladie de Friedreich.

La moelle est grêle, le cervelet parfois, lui aussi, atrophié.

Les cordons postérieurs sont sclérosés, les cordons de Goll surtout.

Les cordons de Burdach et les cordons latéraux sont intéressés ainsi que les faisceaux cérébelleux et pyramidal.

Les cornes postérieures sont diminuées de volume; la colonne de Clarke dégénère.

Au point de vue histologique, ce serait une sclérose névroglique

Sclérose en plaques. — On constate sur la moelle, le bulbe, la protubérance, le cerveau, des îlots scléreux.

De surface saillante, leur coloration est grisâtre.

Ces plaques sur la moelle peuvent occuper tous les cordons.

Elles ont de 1 à 5 centimètres de long; parfois elles atteignent 15 centimètres.

Au microscope, on constate la prolifération de la névroglie, des altérations vasculaires.

La myéline disparaît des tubes nerveux.

Les cylindraxes sont indemnes.

Quand la substance grise est envahie, les prolongements des cellules multipolaires disparaissent.

Celles-ci deviennent jaunâtres, granuleuses, s'atrophient et peuvent même disparaître.

MALADIES DU CERVEAU

Congestions. — Dans le cas de congestion intenses les circonvolutions peuvent être colorées, rougeâtres. La substance nerveuse est criblée de petits points rougeâtres.

Dans les cas les plus intenses, il existe les anévrismes de Pestalozzi ou suffusions sanguines dans les gaines lymphatiques.

Hémorragies. — Hémorragies capillaires.

Existent dans les zones sous-corticales, dans les parties superficielles.

Elles sont multiples, constituent des régions d'infiltration avec foyers élémentaires en forme de point (anévrysme de Pestalozzi).

Toutes ces zones sont molles au toucher, et de coloration noirâtre.

Hémorragies en foyers. — Elles ont pour localisation de préférence les parties centrales, les noyaux de la base, la capsule interne.

Ces foyers atteignent souvent de grandes dimensions.

Le sang fuse dans le tissu sous-arachnoïdien, les ventricules.

Foyer. — Le sang, au début de l'hémorragie est liquide ; en 24 heures, il est coagulé, puis il se décolore et se modifie petit à petit.

Les parois du foyer se régularisent, s'épaississent, se recouvrent d'une membrane fibreuse.

La cause de ces hémorragies en foyer serait due à des anévrismes miliaires.

Hydrocéphalies. — Il existe des hydrocéphalies externes ou de la cavité arachnoïdienne ;

Des hydrocéphalies moyennes ou des espaces sous-arachnoïdiens ;

Des hydrocéphalies internes ou des ventricules cérébraux.

Dans le cas d'hydrocéphalie congénitale, le liquide s'accumule dans les ventricules.

Les hémispheres cérébraux paraissent énormes.

Encéphalites. — La substance grise en général est atteinte par l'inflammation aiguë. Elle arrive souvent à la suppuration.

Ramollissement cérébral.

Lésions des artères. — Dans le ramollissement embolique, sur la sylvienne, par exemple, on rencontre une saillie dure, qui est le caillot.

Souvent les artères encéphaliques sont semées de nodules grisâtres athéromateux.

Lésions du cerveau. — *Ramollissement blanc.* — Caractérisé par une couleur pâle, une augmentation de volume des circonvolutions, il est causé par une embolie volumineuse dans une grosse artère.

Ramollissement rouge. — S'observe dans le territoire d'un vaisseau moyen. La zone lésée est rougeâtre, remplie de foyers ponctiformes.

Ramollissement jaune. — C'est celui qu'on rencontre à l'autopsie le plus souvent.

Il y a comme une dépression sur l'hémisphère à son niveau, avec adhérence de la pie-mère aux méninges voisines.

Au microscope, la circulation étant interrompue, on aperçoit les parois des vaisseaux qui dégénèrent, la production de corps granuleux en abondance, etc.

Abcès du cerveau. — Ils diffèrent peu des autres abcès. Ils sont entourés, la plupart du temps, d'une paroi conjonctive; ils restent stationnaires.

Le pus est verdâtre, très visqueux, fétide.

Tumeurs cérébrales. — Les tubercules siègent dans le cervelet, la substance blanche des hémisphères. Ils varient du volume d'un pois à celui d'une noix ; à la coupe, ils sont souvent caséeux.

Les gommes siègent surtout à la base du cerveau. Elles sont sèches à la coupe.

Les autres tumeurs, carcinomes, gliomes, sarcomes, sont presque toujours secondaires.

Porencéphalies. — Sont caractérisées par des pertes de substance de l'encéphale.

Elles existent surtout chez les enfants qui présentent des déformations du crâne.

La substance cérébrale corticale suit la forme de ces dépressions et souvent, à côté de ces lésions corticales, il existe de la dégenérescence des noyaux centraux et des faisceaux descendants.

MALADIES DES MÉNINGES

Méningites aiguës. — La méningite est localisée ou généralisée. Au début, on constate de la congestion de la pie-mère. Il se produit petit à petit une diapédèse avec exsudat d'abord séreux, puis muco-purulent.

Les lésions sont surtout visibles à la base du cerveau.

Au microscope, on peut y découvrir le bacille d'Eberth, le pneumocoque, le staphylocoque, le streptocoque, etc.

Méningites tuberculeuses. — Les liquides arachnoïdien et ventriculaire sont très augmentés ; ils sont troubles, souvent séro-purulents.

La base du cerveau est envahie par des traînées purulentes plutôt que par des tubercules ; c'est sur le trajet des vaisseaux qu'elles sont abondantes, le long de la sylvienne.

Les méninges spinales sont souvent envahies.

Au microscope, on rencontre le bacille de Koch.

Les cellules corticales sont augmentées de volume, granuleuses, privées de noyau.

Hémorragies méningées. — Elles sont :

1° *Sus-dure-mériennes*, d'origine traumatique (fractures, etc., ou spontanées.

2° *Sus-arachnoïdiennes*.

Ce sont les pachyméningites hémorragiques de l'adulte.

A la face interne de la dure-mère, il se forme des couches néo-membraneuses qui se disposent en lamelles stratifiées.

Ces lamelles sont formées de tissu à fibres élastiques, à cellules rondes et fusiformes, avec, au milieu d'elles, de nombreux vaisseaux sanguins très friables.

Sous l'influence d'un effort, ces vaisseaux se rompent et déterminent l'hémorragie.

3° *Sous-arachnoïdiennes*.

Elles sont consécutives la plupart du temps à un traumatisme.

L'épanchement siège tantôt à la base du cerveau, tantôt à la surface d'un hémisphère.

4° *Intra-ventriculaires*.

Elles sont la conséquence des hémorragies cérébrales.

MALADIES DES NERFS PÉRIPHÉRIQUES

Névrites interstitielles. — Les phénomènes se passent dans le tissu interstitiel.

Le nerf, au début, est rouge, hypertrophié, avec dilatations vasculaires. Cette inflammation peut aller jusqu'à la suppuration ou à l'induration.

Névrites parenchymateuses. — Les lésions portent ici sur les fibres nerveuses elles-mêmes.

Ce sont des dégénérescences.

La gaine de myéline se fragmente, disparaît. La myéline se coagule, se trouble, et disparaît aussi peu à peu.

La gaine de Schwann n'est pas atteinte.

Toutes les fibres ne sont pas atteintes dans le même nerf.

Dégénérescences Wallériennes. — Ce sont des phénomènes qui se passent dans les cordons nerveux séparés de leurs centres trophiques.

BOUT PÉRIPHÉRIQUE. — La gaine de myéline se trouble, la myéline elle-même se segmente ; les cylindraxes se segmentent eux aussi ; à leur intérieur apparaissent des vacuoles.

Le bout périphérique finit par être presque entièrement dégénéré.

BOUT CENTRAL. — Les lésions ici s'arrêtent.

Les cylindraxes prennent un aspect fibrillaire.

Les autres éléments se conservent.

RÉGÉNÉRATION. — Les nerfs dégénérés peuvent se reconstituer.

Le travail de reconstitution part du bout central.

Il y a néoformation de fibres nerveuses avec gaines spéciales.

Dans les nerfs sectionnés, l'extrémité du bout central bourgeonne et va petit à petit à la rencontre du bout périphérique.

Il y a soudure bout à bout et régénération par juxtaposition.

MALADIES DES BRONCHES

Bronchite capillaire. — Au niveau des bases, le poumon est congestionné avec des zones violacées, siège de collapsus pulmonaire.

Au sommet du poumon, les tissus sont distendus, mous, élastiques, emphysémateux.

A la coupe, ils sont secs; parfois par pression on fait sourdre des gouttelettes de pus.

Histologiquement, les parois des bronches intralobulaires sont infiltrées de cellules embryonnaires avec destruction des cellules à cils vibratiles qui finissent par oblitérer les conduits bronchiques.

Les alvéoles pulmonaires restent indemnes.

Les zones de collapsus font voir, au microscope, des alvéoles affaissées sur elles-mêmes avec un peu d'hypertrophie des cellules.

Les zones emphysémateuses, au contraire, sont caractérisées par un accroissement considérable des infundibula.

Dilatation des bronches. — A l'autopsie, il s'écoule par les bronches du poumon où l'on a fait des coupes du pus en plus ou moins grande quantité.

Les dilatations doivent être recherchées de préférence à la base du poumon ; elles siègent surtout sur les bronches moyennes.

Elles sont remplies de liquide purulent ; leurs parois sont lisses. Le poumon, entre les bronches dilatées, est rétracté. Souvent les plèvres sont adhérentes et les ganglions de voisinage hypertrophiés.

Ces dilatations peuvent être uniformément cylindriques.

Le plus souvent elles sont ampullaires ou sacciformes.

La même bronche peut en avoir plusieurs, superposées, moniliformes.

Au microscope, on rencontre dans le pus toute la flore bactérienne.

Les cellules, au début, perdent leurs cils vibratiles ; elles sont cubiques ; petit à petit il y a infiltration de cellules rondes, avec production de végétations charnues.

Les fibres musculaires lisses s'atrophient et disparaissent.

Bronchites chroniques. — Les cellules épithéliales n'ont plus de cils vibratiles.

Le tissu conjonctif s'infiltre de cellules embryonnaires.

Souvent les fibres élastiques sont détruites, les fibres musculaires lisses atrophiées.

Les cartilages bronchiques s'incrustent, s'ossifient ; les glandes peuvent subir, elles aussi, la dégénérescence.

MALADIES DE LA PLÈVRE

Pleurésies séro-fibrineuses. — A l'autopsie, il s'échappe de la plèvre un liquide citrin, limpide.

Le poumon est rétracté.

La plèvre est tapissée de fausses membranes sur sa face pariétale.

Il existe des adhérences, en général lâches et spongieuses, mais qui peuvent s'épaissir et atteindre 1 ou 2 centimètres.

Ces adhérences arrivent parfois à fusionner les deux feuillets.

Histologiquement, les cellules épithéliales sont tuméfiées, congestionnées ; à leur niveau existe une active diapédèse.

Le poumon est souvent atélectasié. Les organes de voisinage sont repoussés et comprimés.

On retrouve ces caractères dans toutes les pleurésies avec épanchement; la nature seule du liquide diffère.

Pleurésies sèches. — Il n'y a ici que formation de fausses membranes fibrineuses sur les plèvres.

Les adhérences seraient rapides et assez étendues ; les deux feuillets finissent souvent par se souder et par se scléroser.

Pneumothorax. — Est caractérisé par la présence de gaz dans la cavité pleurale.

Il est presque toujours consécutif à la perforation du poumon.

La cause la plus fréquente est la perforation due à une caverne tuberculeuse superficielle.

La perforation peut être unique ou multiple, de dimensions variables.

Lorsque cette perforation reste largement ouverte, on a le *pneumothorax ouvert*.

Quand la communication entre le poumon et la plèvre est interrompue, on a le *pneumothorax fermé;* les gaz, dans ce cas, peuvent subir des transformations.

Quand cette communication est intermittente, on a le *pneumothorax à soupape*.

MALADIES DU POUMON

Infarctus pulmonaire. — C'est une lésion hémorragique qui siège, en général, sur les parties inférieures et postérieures du poumon, à la périphérie.

En coupe, il apparaît sous la forme d'une masse brunâtre analogue à un caillot sanguin; tous les vaisseaux, dans son étendue, sont oblitérés.

Ses dimensions sont très variables.

Au microscope, on aperçoit des globules sanguins déformés, au sein d'un épanchement; tous les petits capillaires sont aplatis.

Il n'y a plus d'air dans l'alvéole.

Lésions de voisinage :

La plèvre peut être intéressée et devenir le point de départ d'une pleurésie hémorragique;

Le poumon est congestionné, œdématié dans la région.

Pneumonie. — Période d'engouement. — Le poumon est plus dense que le poumon sain. Il est de couleur violacée. Il ne crépite pas sous le doigt.

A la coupe, il s'échappe un liquide spumeux, séreux, sanguinolent par pression.

Placé dans un vase rempli d'eau, le tissu pulmonaire ne plonge ni ne surnage.

Au microscope, il y a dilatation des capillaires, avec quantité considérable de globules rouges.

Les alvéoles sont pleines de leucocytes et d'hématies.

Les cellules endothéliales sont tuméfiées.

HÉPATISATION ROUGE. — Est localisée à un lobe en général.

La région malade est de couleur foncée ; elle est saillante, ne crépite pas sous le doigt ; son élasticité a complètement disparu.

Projetée dans l'eau, elle gagne le fond du vase.

A la coupe, il s'écoule une assez grande quantité de liquide rosé ; si l'on explore la coupe, on sent, au toucher, des granulations rapprochées, qui sont formées par les alvéoles remplies de coagulum fibreux.

Au microscope, les alvéoles sont remplies d'hématies, de leucocytes, de cellules endothéliales hypertrophiées, au milieu desquelles se rencontre le pneumocoque.

HÉPATISATION GRISE. — La région malade est jaune-grisâtre, elle ne réagit plus sous le doigt et se laisse facilement déchirer.

A la coupe, il sort un liquide muco-purulent.

Au microscope, on distingue des cellules en dégénérescence, des leucocytes en grande quantité.

LÉSIONS DE VOISINAGE. — Les bronches sont envahies ; elles sont en général rouges, enflammées.

La plèvre viscérale, dans la région atteinte, est tapissée d'une membrane fibrineuse.

Elle est dépolie.

Les ganglions du hile pulmonaire sont hypertrophiés et s'associent à l'inflammation.

Gangrène pulmonaire. — Formes circonscrites et diffuses. — La première, *lobulaire*, est constituée en général par plusieurs foyers circonscrits, arrondis, du volume d'un œuf d'oiseau.

Le poumon, à l'autopsie, est foncé ; son tissu est friable.

A la coupe, la coloration est grise, le centre du foyer est rempli d'un liquide puriforme.

Dans la *forme diffuse*, le poumon est augmenté de volume, violacé, induré.

A la coupe, il est gorgé de sang noirâtre ; par pression, il sort un liquide sanieux, d'odeur fétide.

Souvent l'étendue du processus est considérable : un lobe tout entier peut être transformé en bouillie gélatiniforme avec ulcérations sinueuses et anfractueuses.

Au microscope, on rencontre de nombreux bacilles, tous pathogènes.

Les cellules sont en pleine dégénérescence ; les vaisseaux sont oblitérés.

Les parois alvéolaires sont affaissées, épaissies ; les fibres élastiques ont disparu.

Emphysème pulmonaire. — A l'autopsie, le poumon est comme insufflé ; il est de couleur pâle, ne crépite pas sous le doigt ; la sensation au toucher est molle ; l'élasticité a disparu.

A la coupe, il ne s'affaisse pas ; les lobules sont dilatés, surtout au sommet et sur les bords.

Au microscope, les cloisons inter-alvéolaires sont atrophiées ; elles présentent souvent des perforations par suite de la disparition des fibres élastiques.

Les vaisseaux s'oblitèrent peu à peu. Le parenchyme pulmonaire entier tend à s'atrophier.

Cancer du poumon. — Le cancer primitif du poumon est rare.

Il a la forme d'une tumeur blanche, molle, assez volumineuse.

Il envahit souvent les deux poumons, se propage au diaphragme et à la paroi thoracique ; une pleurésie hémorragique l'accompagne.

Les ganglions du médiastin et du cou sont envahis.

C'est, la plupart du temps, un épithélioma alvéolaire.

Le cancer secondaire est plus fréquent : ce sont des sarcomes, carcinomes, épithéliomes, greffés par extension directe ou par semis métastatiques. Ils ont les caractères et la constitution des tumeurs originelles.

Tuberculose pulmonaire. — A l'autopsie, on est frappé par les adhérences des deux plèvres, surtout au sommet du poumon.

Les deux plèvres, soudées entre elles, adhèrent si intimement au poumon qu'elles doivent être enlevées avec lui.

C'est au sommet du poumon qu'on devra chercher les lésions.

On peut avoir affaire à toutes les périodes.

A la période des tubercules, ceux-ci apparaissent sous la forme de masses jaunâtres de la grosseur d'un petit plomb, perceptibles au toucher à travers le parenchyme, à leur stade de crudité.

Petit à petit ces tubercules se ramollissent, deviennent caséeux, forment des petites cavernes.

A côté de cette forme disséminée, on peut rencontrer la forme infiltrée qui peut arriver aussi au stade de cavernes.

Les cavernes ont des dimensions variant du volume d'une noisette à celui du poing; elles siègent surtout au sommet du poumon.

Leurs parois sont irrégulières, anfractueuses, molles, quand elles ont une évolution rapide.

Quand elles sont la conséquence d'une ulcération suppurative lente, leurs parois sont relativement lisses, régulières, résistantes, fibreuses.

Elles sont remplies d'une masse caséeuse puriforme avec bacilles de Koch en quantité.

Les vaisseaux, au niveau des cavernes, peuvent se dilater et former à la surface des parois les anévrysmes de Rasmüssen.

C'est sur les artérioles de l'artère pulmonaire que siègent surtout ces anévrysmes; ils peuvent se rompre et produire des hémorragies foudroyantes.

Les cavernes communiquent avec les bronches où elles déversent leurs produits.

Les ganglions de voisinage sont infiltrés.

Au point de vue histologique, le tubercule est ici la lésion initiale.

Il s'accroît au voisinage d'une bronchiole et lui forme un manchon qui finit par oblitérer les capillaires.

Le tubercule peut évoluer vers la forme ulcérative ou caséeuse ou se transformer en tissu fibreux qui est un stade de guérison.

Syphilis pleuro-pulmonaire. — Existe surtout à l'état de gommes chez l'adulte.

Ces gommes se localisent autour d'une artère, forment une caverne qui s'évacue à l'extérieur. Elles siègent surtout à la partie moyenne du poumon, dans le voisinage du hile. La plèvre est presque toujours intéressée.

Dans les lésions de sclérose, celle-ci est constituée par de fortes cloisons fibreuses qui s'étendent dans l'épaisseur du poumon souvent sur une grande étendue.

MALADIES DU CŒUR

Péricardites avec épanchement. — Le liquide contenu dans le péricarde est de quantité variable. Il y a souvent, à la surface de la muqueuse, des fausses membranes fibrineuses.

PLAQUES LAITEUSES. — Revêtent souvent le péricarde viscéral au niveau des zones de frottement.

La séreuse est opaque à leur niveau.

Au microscope, on constate un épaississement hypertrophique de la séreuse. Ces plaques sont variables comme étendue.

ADHÉRENCES. — Sont fréquentes comme conséquence des péricardites.

Elles peuvent exister entre les deux feuillets ; elles sont le plus souvent limitées, réduites à un faisceau qui permet les mouvements du cœur.

Ce faisceau siège de préférence à la face antérieure du cœur, au niveau de la pointe.

Il se dirige en haut pour s'insérer sur le feuillet pariétal.

La *symphyse du péricarde* résulte d'adhérences nombreuses et étendues. Les feuillets peuvent, dans certains cas, être pour ainsi dire fusionnés en une masse unique, dure, fibreuse, qui réduit beaucoup la mobilité du cœur. Petit à petit, dans le tissu cellulaire sous-séreux, s'infiltre une zone graisseuse qui peut arriver à avoir jusqu'à 1 centimètre d'épaisseur. Cette couche permet un glissement relatif du cœur sur les deux feuillets de la séreuse qui ont été soudés.

Endocardites aigües. — Forme ulcéreuse. — Elle est due à des affections infectieuses.

Elle est caractérisée, au niveau de l'endocarde, par des pertes de substance et la désagrégation du tissu cardiaque.

Les valvules sont le plus souvent atteintes ; il peut se produire à leur niveau des perforations.

Il se forme sur les parois des abcès et des anévrysmes disséquants.

Forme plastique. — C'est la plus fréquente ; elle est le plus souvent valvulaire et occupe de préférence le cœur gauche.

On trouve, au niveau des valvules, des granulations grisâtres résistantes et très adhérentes. Elles peuvent devenir assez grosses et prendre l'aspect de véritables végétations.

Sur la valvule mitrale, les granulations sont situées en couronne à la face inférieure des valves.

Sur les sigmoïdes, elles sont sur la face inférieure et leur ligne de localisation est ondulée.

Ces localisations sont stables dans toutes ces formes d'endocardites.

Au point de vue histologique, leur surface est tapissée d'un exsudat fibrineux.

Elles sont constituées par du tissu conjonctif.

Endocardites chroniques. — Succèdent la plupart du temps aux endocardites aiguës.

Elles sont caractérisées par des productions verruqueuses sur les valvules, productions résistantes, dures, sessiles.

La lésion peut être due à une sclérose diffuse caractérisée soit par l'épaississement, soit par le raccourcissement des membranes valvulaires avec des adhérences pouvant exister entre les différentes valves.

Ce sont ces lésions qui arrivent à provoquer les différentes formes des rétrécissements et des insuffisances des orifices du cœur.

Les premiers sont surtout constitués par la production d'adhérences, tandis que les secondes seraient dus surtout à l'épaississement et au raccourcissement des valvules.

Maladies du myocarde. — MYOCARDITES AIGUES. — Le cœur est flasque, sa couleur est jaunâtre, feuille morte.

Il est friable à la coupe.

Ses parois sont amincies.

Au microscope, les lésions portent surtout sur les fibres musculaires, le tissu conjonctif et les vaisseaux.

Les fibres musculaires sont dégénérées, elles sont parsemées de granulations.

Dans le tissu conjonctif on remarque une infiltration leucocytaire abondante, avec prolifération cellulaire.

Les vaisseaux sont le siège d'endartérite oblitérante.

Myocardites chroniques. — Le cœur est hypertrophié ; il peut peser jusqu'à 800 grammes.

Sa couleur est jaunâtre.

A la coupe, on remarque des régions nacrées, brillantes, surtout au niveau des valvules.

Le tissu est très aminci et très friable.

Au microscope, on peut avoir affaire à une myocardite parenchymateuse, comme dans la syphilis par exemple, ou à une myocardite interstitielle avec développement anormal du tissu conjonctif et lésions connectives, musculaires et vasculaires.

Le tissu conjonctif se sclérose, ainsi que les cellules musculaires. Les artères sont atteintes d'endartérite tendant à l'artério-sclérose.

Athérome. Artério-sclérose. — L'*athérome* est une artérite chronique. Il se localise sur les artères, à leurs points de contacts osseux, à leurs coudes ou à leurs bifurcations.

L'aorte est souvent envahie au niveau de sa crosse.

A l'autopsie, l'aorte athéromateuse est dilatée irrégulièrement, rigide.

A la coupe, on aperçoit sur sa face interne des plaques jaunâtres plus ou moins étendues.

Ces plaques contiennent une substance molle composée d'acides gras et de cholestérine et qui peut devenir le point de départ d'embolies.

Elles peuvent se calcifier et communiquer au vaisseau une dureté calcaire.

Pour certains auteurs, l'athérome serait une dégénérescence de la tunique interne et moyenne de l'artère à la suite d'une endartérite oblitérante des vasavasorum.

— L'*artério-sclérose* est une transformation fibreuse des parois artérielles.

Elle procède par apparition de plaques opalines, lisses, saillantes, qui peuvent confluer et entourer toute la circonférence du vaisseau.

L'endartère est augmenté de volume et de consistance.

Souvent la lumière du vaisseau est diminuée jusqu'à aller à l'oblitération partielle ou totale.

MALADIES DU FOIE

Foie cardiaque. — A l'autopsie, le foie est augmenté de volume et de poids.

Il est congestionné, surtout du côté du lobe droit.

Sa couleur est brun-violacé.

A la coupe, dans chaque lobule, les vaisseaux sont dilatés.

L'aspect rappelle celui de la noix muscade.

Quand la lésion se prolonge, elle aboutit à la sclérose.

Le foie est alors dur, résistant au couteau, sillonné de lamelles fibreuses.

Les vaisseaux sont entourés d'un véritable collier fibreux.

Au point de vue histologique, à la première période, les vaisseaux et les capillaires qui en naissent sont dilatés dans tous les sens.

Dans le centre des lobules, les cellules, comprimées, s'aplatissent, subissent la dégénérescence graisseuse ou s'atrophient.

La prolongation de la stase sanguine ferait apparaître une deuxième période de véritable cirrhose.

La sclérose apparaît ici sous la forme d'un anneau fibreux autour de la veine centrale du lobule ; elle finit par se propager.

Cirrhoses. — Nous décrirons comme type une cirrhose dans chaque groupe, sans donner les caractères généraux des cirrhoses.

Cirrhose atrophique (Cirrhose de Laennec), toxique, d'origine alcoolique le plus souvent.

A l'autopsie, le péritoine est plein de liquide transparent, limpide, citrin.

Le foie est atrophié ; son poids moyen est de 900 ou 1 000 grammes.

Sa surface est irrégulière, tapissée de petites granulations très perceptibles au toucher.

A la coupe, le tissu hépatique est résistant, il crie sous le couteau. La coupe est tapissée de petites granulations comme la surface de l'organe.

Le parenchyme hépatique est jaunâtre, quadrillé, un peu dans tous les sens, par des bandes grisâtres.

Le foie est souvent recouvert de fausses membranes qui l'unissent aux organes voisins.

Les branches de la veine porte sont dilatées.

La rate est augmentée de volume.

La sclérose ici est assez bien localisée, en larges bandes annulaires qui peuvent circonscrire plusieurs lobules hépathiques.

Elle débute toujours autour des ramifications de la veine porte.

Au début, elle est constituée par des cellules conjonctives, jeunes, parsemées de cellules fusiformes; en vieillissant, ces cellules s'associent des fibres élastiques résistantes.

CIRRHOSE HYPERTROPHIQUE (BILIAIRE). — Le foie ici est énorme, il peut peser jusqu'à 3 500 grammes.

La surface est tapissée de granulations très perceptibles.

Sa couleur est jaunâtre.

A la coupe, le parenchyme est résistant, dur; il est parcouru en tous sens par des bandes de tissu conjonctif qui lui donnent l'aspect de quadrillages.

Le péritoine est tapissé de fausses membranes qui peuvent constituer des adhérences. Il y a peu d'ascite; le liquide est louche.

Les lésions microscopiques sont analogues à celles de la forme précédente.

Kystes hydatiques du foie. — Ces kystes peuvent être uni- ou multiloculaires.

Le kyste uniloculaire occupe en général le lobe droit.

Sa forme et sa dimension sont variables.

La paroi du kyste, son contenu et son évolution sont ceux de tous les kystes hydatiques en général (voir *Parasitologie*, Echinocoques, p. 68).

Le kyste multiloculaire est formé d'une série de diverticules ; chacun d'eux correspond à une vésicule hydatique.

Cancer du foie. — Le plus souvent c'est un cancer secondaire.

A l'autopsie, le foie est augmenté de volume, sa surface est marronnée de granulations irrégulières qui peuvent atteindre le volume d'une petite orange et être en grand nombre.

Ces nodosités sont jaune-blanchâtre, elles peuvent être assez petites, très nombreuses, et donner à la surface du foie l'aspect de traînées blanchâtres.

Le péritoine est presque toùjours envahi ; on trouve de l'ascite en plus ou moins grande quantité.

A la coupe, ces nodosités sont souvent remplies de liquide gélatineux, caséeux.

Les branches de la veine porte sont obstruées, comprimées ; la propagation peut se faire dans leur cavité.

Histologiquement, le cancer secondaire du foie est un épithélium cylindrique ou glandulaire.

Le cancer primitif du foie serait un cancer massif.

MALADIES DU REIN

Kystes du rein. — Kystes séreux. — Ce sont des masses, très variables comme volume, qui se développent en général dans un rein normal.

La paroi de ces kystes est lisse, assez mince ; le liquide est limpide, citrin ; il peut devenir parfois hématique.

Tout autour du kyste existe une zone de sclérose.

KYSTES HYDATIQUES. — N'offrent ici rien de particulier.

GROS REIN POLYKYSTIQUE. — La lésion est presque toujours bilatérale.

Le rein est augmenté de volume; il arrive à peser 2 ou 3 kilos et à avoir l'aspect d'une véritable grappe, avec des poches vésiculaires très nettes.

Ces vésicules sont sphériques, très confluentes.

Les bassinets et calices du rein sont dilatés.

Au point de vue histologique, les parois des vésicules sont constituées par des lames connectives tapissées de cellules plates.

Le parenchyme intercalaire est atrophié et scléreux.

Rein cardiaque. — On retrouve ici les lésions en deux stades analogues à celles du foie cardiaque.

Néphrites aiguës. — On rencontre dans les néphrites aiguës différentes espèces de lésions qui sont combinées.

Chaque glomérule est rempli d'un épanchement de nature albumineuse.

On y retrouve des globules blancs et rouges.

Les cellules épithéliales des tubuli contorti sont hypertrophiées, granuleuses; elles sont le lieu de production d'éléments sarcodiques qui viennent s'infiltrer dans les tubuli contorti et produire les cylindres colloïdes.

Au niveau des canaux collecteurs, il y a desquamation épithéliale et prolifération cellulaire.

Le tissu conjonctif situé entre les tubes s'infiltre de cellules embryonnaires et de leucocytes.

Souvent il y a production de tissu fibreux et passage à l'état chronique.

Les néphrites aiguës seraient donc à la fois parenchymateuses et interstitielles.

Néphrites chroniques. — NÉPHRITES DÉGÉNÉRATIVES — Ici les reins sont augmentés de volume ; ils pèsent jusqu'à 400 grammes.

Leur couleur est blanchâtre.

Leur surface est lisse. On décortique facilement la capsule.

Les vaisseaux sont en général dilatés.

Au microscope, tous les canaux de la zone corticale sont dilatés, épaissis.

Les cellules volumineuses peuvent occuper la lumière des tubes, avec granulations protoplasmiques.

Le tissu connectif est sain.

La membrane de Bowmann a subi la dégénérescence granulo-graisseuse.

NÉPHRITES ATROPHIQUES

a.) *Reins rouges.* — Le rein est très diminué de volume, il ne pèse plus que 90 grammes.

Sa coloration est rouge jaunâtre.

Sa consistance est dure.

La décortication est difficile.

Il existe souvent dans la substance corticale de petits kystes.

La substance corticale ici est très diminuée d'épaisseur ; elle est granuleuse.

Au microscope, les glomérules, les tubes et les vaisseaux sont entourés de tissu conjonctif épais et dense.

Ce tissu connectif finit par envahir le glomérule.

Les tubes subissent une dégénérescence fibreuse, avec atrophie de la substance médullaire.

Les artères se sclérosent.

On rencontre cette forme dans le rein artério-scléreux, le rein goutteux.

Rein blanc. — Il diminue encore plus de volume, les lésions vont plus vite, il y a envahissement rapide et considérable de tissu fibreux.

Cancer du rein. — SARCOME DE L'ENFANT. — Ces tumeurs peuvent être considérables et envahir toute une partie de la cavité péritonéale.

Elles produisent surtout des phénomènes de compression.

Au point de vue histologique, on rencontre, comme dans le sarcome, des cellules rondes et fusiformes à type embryonnaire.

CANCER DE L'ADULTE. — C'est un cancer épithélial.

Tumeur diffuse, lobulée, lisse.

A la coupe, l'organe est blanc grisâtre, la capsule est épaissie ; la tumeur émet des prolongements un peu en tous sens dans les calices et les bassinets.

C'est en général, histologiquement, un épithéliome alvéolaire.

MALADIES DE L'ESTOMAC

Ulcère rond. — Siège surtout dans la région pylorique, sur la petite courbure et sur la face postérieure.

Sa forme est assez arrondie ; ses dimensions ordinaires varient entre 1 et 6 centimètres.

Le fond est en général sec, cratériforme.

Les artérioles sont comme sectionnées par l'ulcère.

Au microscope, la paroi stomacale apparaît infiltrée de cellules rondes qui pénètrent entre les tubes glandulaires.

Il y a thrombose des capillaires.

Les glandes sont allongées, leur tissu est épaissi.

Cancer de l'estomac. — C'est un néoplasme épithélial.

La tumeur peut être saillante ou étendue en nappe.

La plupart du temps elle siège au pylore ou sur la grande courbure.

Les cancers sont primitifs ou secondaires.

Les cancers primitifs sont épithéliaux ; ils ont pour point de départ l'épithélium cylindrique, les couches conjonctives ou musculaires.

En général, la paroi de l'estomac semble augmentée de volume ; son contenu est noirâtre.

La forme de la tumeur est variable.

La forme annulaire est fréquente, elle se rencontre surtout aux orifices.

La forme circulaire bourgeonnante est plus étendue, elle a tendance à la diffusion.

Les infiltrations diffuses peuvent envahir toute une face de l'organe.

La surface de la muqueuse est souvent, dans ces diverses formes, bourgeonnante, ulcérée ; elle laisse suinter un liquide blanchâtre.

Les organes voisins sont le siège d'infiltrations

secondaires; les ganglions lymphatiques sont envahis.

MALADIES DE L'INTESTIN

Appendicite. — L'appendice est tuméfié, augmenté de volume.

La face péritonéale, au début, est vascularisée, couverte de plaques grisâtres, avant le stade des perforations.

Sur la muqueuse, on découvre des petites ulcérations qui deviendront le siège des perforations.

Dans la cavité de l'appendice on trouve de la sérosité ou du pus. Il existe de nombreuses adhérences avec les anses intestinales et les organes voisins.

Les abcès périappendiculaires peuvent se former à la suite des perforations; contenus dans des enveloppes fibreuses et retenus par des adhérences, leur rupture dans le péritoine occasionne une péritonite généralisée.

Au microscope, dans l'appendicite catarrhale il y a infiltration de la muqueuse par des cellules rondes, hypertrophie et grangrène consécutive des follicules clos.

Tuberculose intestinale. — C'est au niveau de l'iléon surtout que siègent les lésions.

Elles sont caractérisées par des tubercules allant jusqu'aux ulcérations.

Les ulcérations tuberculeuses sont festonnées, le bord du contour est peu saillant.

Les régions circonvoisines sont épaissies, vascularisées.

Comme forme, elles sont ovalaires, plus ou moins régulières, souvent lenticulaires.

Le tubercule débute dans les couches profondes de la muqueuse, en général dans les follicules clos.

Il subit la marche ordinaire du tubercule-type.

Fièvre typhoïde. — INTESTIN. — Lorsqu'on ouvre un intestin de typhique, on constate des lésions diverses à toutes les périodes de la maladie.

A *la première période*, la muqueuse intestinale est congestionnée, les follicules clos sont un peu hypertrophiés, les plaques de Peyer ne semblent pas encore être le siège de lésions.

A *la deuxième période*, l'hypertrophie de ces follicules augmente ;

Les plaques de Peyer s'indurent ;

Les villosités intestinales s'aplatissent.

Au microscope, on constate une infiltration lymphatique du tissu conjonctif muqueux.

A *la troisième période* apparaît l'ulcération des plaques.

Le péritoine est tacheté de blanc et induré au niveau des plaques.

Le fond des ulcérations bourgeonne, grâce à des cellules embryonnaires en grande quantité.

Petit à petit, ce tissu embryonnaire se transforme en tissu conjonctif et la cicatrisation s'opère.

GANGLIONS. — Les ganglions mésentériques sont hypertrophiés, congestionnés, envahis par les cellules lymphatiques.

RATE. — Est hypertrophiée, congestionnée, de

consistance très molle, avec une augmentation notable, au microscope, des corpuscules de Malpighi.

Tous les organes peuvent être atteints plus ou moins par le processus typhique.

TABLE DES FIGURES

TABLE DES MATIÈRES

LIVRE I ET II

Bactériologie et Parasitologie.

LIVRES III ET IV

Urologie et Anatomie pathologique.

ÉVREUX, IMPRIMERIE DE CHARLES HÉRISSEY

CATALOGUE DES LIVRES DE MÉDECINE

(Extrait)

TABLE DES MATIÈRES

MÉDECINE

I. — GÉNÉRALITÉS

BOREL (D^r). — **Comment on devient médecin d'un paquebot.** 1898. 1 vol. in-8° carré de 37 pages, cartonné . . . . 1 fr. 50

LANDOUZY (Dr L.) et JAYLE (Dr F.). — **Glossaire médical illustré.** 1 vol. in-8° carré d'environ 600 pages avec 385 figures (*sous presse*).

Prix de la souscription, cartonné. . . . . . . 14 fr. »
— broché. . . . . . . 12 fr. »

Ces prix seront majorés dès la mise en vente.

LA PRESSE MÉDICALE, **Journal bi-hebdomadaire,** paraissant le *mercredi* et le *samedi* par numéros de 16 pages, grand format, avec de nombreuses figures noires et en couleurs.

Service gratuit pendant un mois sur demande.

Comité de rédaction : MM. Bonnaire, professeur agrégé, accoucheur de l'hôpital Lariboisière ; Brun, professeur agrégé, chirurgien de l'hôpital des Enfants ; F. Jayle, chef de la clinique gynécologique de la Faculté à l'hôpital Broca ; Landouzy, professeur de thérapeutique, médecin de l'hôpital Laënnec, membre de l'Académie de médecine; de Lavarenne, médecin des Eaux de Luchon ; Lermoyez, médecin de l'hôpital Saint-Antoine ; Letulle, professeur agrégé, médecin de l'hôpital Boucicaut ; Roger, professeur agrégé, médecin de l'hôpital d'Aubervilliers.

ROGER (Dr H.), professeur agrégé à la Faculté de médecine de Paris. — **Introduction à l'Étude de la Médecine.** 1899. 1 volume petit in-8° de 954 pages, cartonné à l'anglaise, suivi d'un lexique donnant l'étymologie et la signification des termes techniques . 7 fr. »

II. — BIOLOGIE GÉNÉRALE — CYTOLOGIE

BUSQUET (Dr P.), chef du Laboratoire de Bactériologie de l'hôpital militaire à Alger. — **Les êtres vivants.** Organisation. Evolution. 1899. 1 vol. in-8° carré de 184 pages avec 141 figures, cartonné à l'anglaise (*B. S.*). 5 fr.

ETERNOD (Dr A.-C.-F.), professeur à l'Université de Genève. — **Guide technique du laboratoire d'histologie normale et éléments d'anatomie et de physiologie générales** à l'usage des étudiants en médecine et en sciences naturelles. 2e édition. 1898. 1 vol. in-8° raisin de 354 pages, avec 140 figures, broché. 10 fr.

FRENKEL (Dr H.), professeur agrégé à la Faculté de médecine de Toulouse.—**Les fonctions rénales.** 1899. 1 vol in-8° écu de 84 pages, avec 2 figures, cartonné (*C. S.*) . . . . 2 fr. »

HENNEGUY (L.-Félix), chargé du cours d'Embryogénie comparée au Collège de France. — **Leçons sur la cellule,** morphologie et reproduction, faites au Collège de France pendant le semestre d'hiver 1893-94 ; recueillies par FABRE-DOMERGUE, docteur ès sciences, et revues par le professeur. 1896. 1 vol. in-8° jésus de 542 pages, avec 362 fig. noires et en couleurs. Relié. Prix . . . . 25 fr. »

HERTWIG (Dr Oscar), directeur de l'Institut d'Anatomie biologique de l'Université de Berlin. — **La cellule et les tissus.** Eléments d'anatomie et de physiologie générales. Traduit de l'allemand par CHARLES JULIN, professeur à la Faculté de médecine de Liège.

1re *Partie.* — Anatomie et physiologie générales de la cellule. 1894. 1 vol. in-8° raisin de xvi-352 pages avec 168 figures . . . . 12 fr. »

2ᵉ *Partie.* — Anatomie et physiologie générales des tissus. 1 vol. in-8⁰ raisin, avec 89 figures. (*Sous presse.*)

SCIENTIA. **Exposé et Développement des questions scientifiques à l'ordre du jour.** — Recueil publié sous la direction de MM. APPELL, CORNU, D'ARSONVAL, LIPPMANN, MOISSAN, POINCARÉ, POTIER, membres de l'Institut, HALLER, professeur à la Faculté des Sciences de Paris, pour la partie Physico-Mathématique ; et sous la direction de MM. HENNEGUY, professeur au Collège de France, d'ARSONVAL, FILHOL, FOUQUÉ, GAUDRY, GUIGNARD, MAREY, membres de l'Institut, Y. DELAGE, professeur à la Sorbonne, pour la partie Biologique. — Chaque fascicule comprend de 80 à 100 pages in-8⁰ écu, avec cartonnage spécial. Prix du fascicule : 2 francs.

On peut souscrire à une série de 6 fascicules (*Série Physico-Mathématique* ou *Série Biologique*) au prix de 10 fr.

Série Biologique (volumes parus).

5. — ARTHUS (M.). Les travaux récents sur la coagulation du sang.

1. — BARD (L.). La spécificité cellulaire.

11. — BOHN (G.). L'évolution du Pigment.

9. — BONNIER (P.). L'Orientation.

4. — BORDIER (H.). Les actions moléculaires dans l'organisme.

12. — COSTANTIN (J.). L'Hérédité acquise.

7. — COURTADE (D.). L'irritabilité dans la série animale.

3. — FRENKEL (H.). Les fonctions rénales.

10. — GRIFFON (ED.). L'assimilation chlorophyllienne et la structure des plantes.

2. — LE DANTEC (F.). La sexualité.

8. — MARTEL (A.). La Spéléologie.

6. — MAZÉ (P.). Évolution du carbone et de l'azote.

III. — EMBRYOLOGIE — TÉRATOLOGIE

LAURENT (Dʳ Émile). — **Les Bisexués.** Gynécomastes et hermaphrodites. — 1894. 1 vol. in-8⁰ raisin de 234 pages avec 12 planches hors texte . . . 5 fr. »

IV. — ANATOMIE, HISTOLOGIE ET PHYSIOLOGIE NORMALES

DUBOIS (Dr Raphaël), professeur de physiologie à l'Université de Lyon. — **Anesthésie physiologique** et ses applications. 1894. 1 volume in-8° écu de VIII-200 pages, avec 20 figures dans le texte. . . . . 4 fr. »

DUBOIS (Dr Raphaël), professeur de physiologie à l'Université de Lyon. — **Leçons de physiologie générale et comparée**. Généralités sur les phénomènes de la vie communs aux animaux et aux végétaux. Production de la lumière et des radiations chimiques par les êtres vivants. 1898. 1 vol. in-8° raisin de 532 pages avec 221 figures . . . . 18 fr. »

DUBOIS (Dr Raphaël), professeur à l'Université de Lyon, avec la collaboration de COUVREUR (Ed.), chargé de cours complémentaire, chef des travaux pratiques de physiologie à la Faculté des sciences de l'Université de Lyon. — **Leçons de physiologie expérimentale**. 1900. 1 vol. in-8° raisin de 380 pages, avec 303 figures en noir et en couleurs, cartonné toile anglaise. 14 fr. »

ETERNOD (Dr A.-C.-F.), professeur à l'Université de Genève. — **Guide technique du laboratoire d'histologie normale et éléments d'anatomie et physiologie générales**, à l'usage des étudiants en médecine et en sciences naturelles. 2° édition. 1898. 1 vol. in-8° raisin de 354 pages, avec 140 figures, broché. 10 fr. »

FLATAU (Dr Edward). — **Atlas du cerveau humain et du trajet des fibres nerveuses**, avec une préface de M. le professeur Mendel. 1894. 1 vol. gr. in-4°, comprenant 8 planches en héliogravure et 2 planches en chromolithographie . . . . 22 fr. »

FRENKEL (Dr H.), professeur agrégé à la Faculté de médecine de Toulouse. — **Les fonctions rénales**. 1899. 1 vol. in-8° écu de 84 pages, avec 2 figures, cartonné (*C. S.*). 2 fr. »

GILBERT (Dr R.), professeur agrégé à la Faculté de médecine de Paris, et CARNOT, docteur ès sciences. — **Les Fonctions hépatiques.** 1902. 1 vol. in-8° couronne de 290 pages avec 31 figures. . . . . . 5 fr. »

HERBET (Dr Henri), ancien interne lauréat, prosecteur des hôpitaux. — **Le Sympathique cervical.** Etude anatomique et chirurgicale. 1 vol. in-8° raisin de 256 pages avec 10 figures et 5 planches hors texte, broché . . . . 7 fr. »

KUBORN (Dr P.), assistant d'anatomie à l'Université de Liège. — **Guide de dissection et résumé d'anatomie topographique.** Adaptation française du *Manuel d'anatomie pratique* de D.-J. Cunningham, professeur d'anatomie et de chirurgie à l'Université de Dublin. Ouvrage précédé d'une préface par le professeur Putzeys. 1890. 1 vol. in-16 de xxxii-382 pages, avec 21 figures dans le texte . . . . 7 fr. 50

POLLACK (Bernhard). — **Méthodes de préparation et de coloration du système nerveux.** 1900. Ouvrage traduit de l'allemand par M. J. Nicolaïdi, avec une préface de E. Launois, médecin des hôpitaux, professeur agrégé de la Faculté de médecine. 1 vol. in-8° carré de xiv-211 pages, broché. . . . . 5 fr. » (Voyez au chap. *Neurologie et Psychiatrie*, p. 11).

RABAUD (Dr E.), chef de Laboratoire à la Faculté de médecine de Paris, et MONPILLARD (F.). — **Atlas d'histologie normale. Principaux tissus et organes.** 1900. 1 vol. in-8° de 198 pages avec 50 planches microphotographiques en couleurs, cartonné à l'anglaise . . . . 24 fr. »

V. — ANATOMIE, HISTOLOGIE ET PHYSIOLOGIE PATHOLOGIQUES

KAHLDEN (Dr C. von), professeur à l'Université de Fribourg, et LAURENT (Dr O.), chargé de cours à l'Université de Bruxelles. — **Technique microscopique** appliquée à l'anatomie pathologique et à la bactériologie. Manuel pratique. 1896. 1 vol. in-8º raisin de 186 pages, broché. . . . . 5 fr. »

LETULLE (Dr Maurice), professeur agrégé à la Faculté de médecine de Paris, médecin de l'hôpital Boucicaut. — **Anatomie pathologique.** *Cœur. Vaisseaux. Poumons.* 1897. 1 vol. grand in-8º jésus de xiv-436 pages avec 100 figures, dont 31 en couleurs.
Broché . . . . 22 fr. »
Cartonné toile . . . . 25 fr. »

WEINBERG (Dr M.), ancien interne des hôpitaux. — **Résumé des lésions histologiques des formes communes de l'appendicite.** 1898. 1 vol. in-8º raisin de 67 pages avec 11 figures, broché . . . . . 4 fr. »

VI. — PATHOLOGIE GÉNÉRALE

BOSC (Dr F.), professeur agrégé à la Faculté de médecine de Montpellier. — **Le Cancer** (Epithéliome, Carcinome, Sarcome), maladie infectieuse à sporozoaires (formes microbiennes et cycliques). Pathogénie, histogenèse, prophylaxie. 1898. 1 vol. in-8º raisin de 266 pages avec 34 figures dans le texte et 11 planches en couleurs, broché . . . . 20 fr. »

CHANTEMESSE (Dr), professeur de pathologie expérimentale et comparée à la Faculté de médecine de Paris, et PODWYSSOTZKY (Dr), professeur de pathologie générale à l'Université d'Odessa. — **Pathologie générale expérimentale. Processus généraux.** Tome I. Histoire naturelle de la maladie. Hérédité. Atrophies. Dégénérescence. Concrétions. Gangrènes. 1901. 1 vol. in-8º jésus de 428 pages avec 162 figures en noir et en couleurs, broché . . . . 22 fr. »

FABRE-DOMERGUE (Dr), docteur ès sciences, chef de Laboratoire à la Faculté de médecine de Paris. — **Les Cancers épithéliaux.** Histologie. Histogenèse. Etiologie. Applications thérapeutiques 1898. 1 vol. in-8º rai-

sin de 444 pages avec 142 figures, dont 76 en couleurs,
et 6 planches chromolithographiques hors texte, cartonné à l'anglaise . . . .   30 fr.   »

VII. — BACTÉRIOLOGIE — PARASITOLOGIE

JEANDIN (Dr Joseph), ancien assistant de clinique médicale à l'Université de Genève. — **Etudes sur l'actinomycose de l'homme et des animaux**. 1886. Brochure
grand in-8º de 144 pages. . . . .   3 fr.   »

LERAY (Dr Adolphe), chef de Laboratoire à l'hôpital
Saint-Antoine. — **Le Bacille tuberculeux chez
l'homme et dans la série animale.** 1897. 1 vol. in-8º
raisin de 206 pages avec 8 figures dans le texte et 2 planches en couleurs hors texte, broché. . . .   8 fr.   »

LUKJANOW (Dr S.-M.), professeur de pathologie générale. — **Éléments de pathologie cellulaire générale**. Leçons faites à l'Université impériale de Varso-
vie, traduites par MM. Fabre-Domergue, docteur ès
sciences, chef du Laboratoire de clinique chirurgicale
à la Faculté de médecine de Paris, et A. Petit, licencié
ès sciences naturelles, attaché au Muséum d'histoire
naturelle. 1895. 1 volume in-8º raisin de viii-325 pages . . . .   9 fr.   »

MILIAN (Dr G.), ancien interne des hôpitaux de Paris.—
Les Sporozooses humaines. 1899. 1 vol. in-8º raisin
de 92 pages avec 22 figures et 1 planche en chromolithographie, broché . . . .   5 fr.   »

MIQUEL (Dr P.), docteur ès sciences, chef du service
micrographique à l'Observatoire municipal de Montsouris. — **Annales de Micrographie** spécialement con-
sacrées à la Bactériologie, aux Protophytes et aux
Protozoaires. Les 13 premiers volumes (1888-1901)
sont en vente chacun au prix de . . . . . .   22 fr.   »

MIQUEL (Dr P.), docteur ès sciences, directeur du Laboratoire de bactériologie de la ville de Paris, et CAM-
BIER (Dr R.), sous-directeur du Laboratoire de bacté-

riologie de la ville de Paris. — **Traité de Bactériologie pure et appliquée à la médecine et à l'hygiène.** 1902. 1 fort vol. grand in-8º jésus de 1060 pages avec 224 figures noires et en couleurs. . . . . 45 fr. »

SANTOS (G.). — **Les récentes recherches sur l'agglutination des microbes** (*Le Sérodiagnostic*). 1900. 1 vol. in-8º raisin de 137 pages, broché. . 4 fr. »

VIII. — MÉDECINE EXPÉRIMENTALE

SICARD (Dʳ Ath.), ancien interne des hôpitaux, lauréat de l'Institut. — **Les injections sous-arachnoïdiennes et le liquide céphalo-rachidien.** Recherches expérimentales et cliniques. 1900. 1 vol. in-8º raisin de 152 pages avec 2 planches hors texte, broché . . 5 fr. »

IX. — MÉDECINE

CENSIER (Dʳ E.), médecin consultant à Bagnoles-de-l'Orne. — **Cœur. Vaisseaux.** Pathogénie. Pathologie. Thérapeutique hydrominérale (ouvrage couronné par l'Académie de médecine). 1898. 1 vol. in-8º raisin de 402 pages, broché. . . . . 10 fr. »

HAUSHALTER (P.), ETIENNE (G.), SPILLMANN (L.), professeurs agrégés à la Faculté de médecine de Nancy. et THIRY (Ch.), ancien interne des hôpitaux de Nancy. — **Cliniques médicales iconographiques.** 1901. Publication in-4º jésus, comprenant 62 planches, composée de 398 figures en phototypie portant sur 284 observations, publiées en 8 fascicules. Prix. . . . 60 fr. »

SPILLMANN (Dʳ L.), ancien interne des hôpitaux de Nancy, lauréat de la Faculté. — **Le Rachitisme.** 1900. 1 vol. in-8º raisin de 338 pages, avec atlas de 30 planches en phototypie dont 3 en chromotypographie. Le volume et l'atlas . . . . 18 fr. »

VINDEVOGEL (Dʳ J.). — **Goutte et rhumatisme.** Nature et traitement. 1885. Br. in-16 de 76 p. 1 fr. »

X. — CHIRURGIE — ORTHOPÉDIE

DUCROQUET (Dr C.), licencié ès sciences. — **Le traitement du mal de Pott.** 1898. 1 vol. in-8° raisin de 140 pages avec 13 figures et 2 planches hors texte, broché . . . . 6 fr. »

GALLEZ (Dr L.), médecin-chirurgien adjoint de l Hôtel-Dieu de Bruxelles. — **La Trépanation du crâne.** Histoire. Technique opératoire. Indications et contre-indications. Résultats. 1893. 1 vol. in-8° raisin de 461 pages avec 65 figures . . . . 8 fr. »

JAYLE (Dr F.), ancien interne des hôpitaux, chef de clinique gynécologique de la Faculté à l'hôpital Broca. — **La Septicémie péritonéale aiguë post-opératoire.** 1895. 1 vol. in-8° raisin de 132 pages, br. 3 fr. »

JORISSENNE (Dr C.), de Liège. — **Ulcères de l'estomac.** Leur traitement. Brochure grand in-8° de 16 pages sur papier Hollande. . . . . o fr. 80

LEGRAND (A.), docteur en médecine, pharmacien de 1re classe, ancien interne des hôpitaux, préparateur des travaux de chimie analytique à l'École supérieure de Pharmacie. — **L'Anesthésie locale en chirurgie générale.** 1900. 1 volume in-8° raisin de 266 pages avec 3 figures, broché . . . . 5 fr. »

LORENZ (D^r Ad.), professeur à l'Université de Vienne.— **Pathologie et traitement de la luxation congénitale de la hanche.** Traduit de l'allemand par J. Cortet, interne des hôpitaux, précédé d'une préface du Dr F. Brux, professeur agrégé à la Faculté de médecine de Paris. 1897. 1 vol. in-8° carré de 360 pages avec 53 figures dans le texte . . . . 8 fr. »

QUIVOGNE (Dr G.). — **De la chloroformisation,** ses inconvénients, ses dangers, méthodes pour les prévenir. 1886. Brochure in-8° de 66 pages. . . . . . 2 fr. »

XI. — OBSTÉTRIQUE ET GYNÉCOLOGIE

BAR (Dr P.), professeur agrégé à la Faculté de médecine de Paris, accoucheur de l'hôpital Saint-Antoine. — **Leçons de pathologie obstétricale.** 1er fascicule, 1900. 1 vol. in-8° jésus de 208 pages avec 45 figures et 6 tableaux, broché . . . . 6 fr. »

BOUCHACOURT (Dr L.), ancien interne des hôpitaux de Paris. — **La Grossesse.** Etudes sur sa durée et ses variations. Puériculture intra-utérine. Avec une préface du professeur P. Budin. 1901. 1 vol. in-8° couronne de 516 pages avec 7 planches hors texte, br. . 5 fr. »

FABRE (Dr), chef du laboratoire de la Clinique obstétricale de l'Université de Lyon. — **Atlas d'anatomie normale et pathologique de la grossesse.** 1901. 1 vol. in-4° de 40 planches avec texte explicatif, broché . . . . 20 fr. »

GENTILHOMME (Dr E.). — **Hystérectomie abdominale.** Technique. Critique. Résultats. 1894. 1 vol. in-8° raisin de 166 pages, broché. . . . . 4 fr. »

PETIT (Dr Paul), lauréat de l'Académie de médecine de Paris. — **Éléments d'anatomie gynécologique, clinique et opératoire.** 1901. 1 vol. in-8° raisin de 212 pages, avec 32 planches hors texte, avec préface du Dr F. Sébileau, professeur agrégé d'anatomie de la Faculté de médecine de Paris, chirurgien des hôpitaux. Cart. à l'anglaise. . . . . 16 fr. »

XII. — PÉDIATRIE

BAYEUX (Dr R.), ancien interne des hôpitaux. — **La diphtérie,** depuis Arétée le Cappadocien jusqu'en 1894, avec les résultats statistiques de la sérumthérapie sur deux cent trente mille cas. — **Tubage du larynx.** Historique. Instrumentation technique. Séméiotique. 1899.

1 vol. in-8° raisin de 352 pages avec 13 figures et 2
planches hors texte, broché . . . .   10 fr.   »

BUDIN (Dr P.), membre de l'Académie de médecine. —
Lait stérilisé et allaitement. 1893. Brochure in-8°
raisin de 54 pages avec 14 figures . . . .   1 fr.   »

CHARON (Dr E.), professeur de clinique infantile, et
GEVAERT (G.), prosecteur. — **Chirurgie infantile.
Cliniques et observations.** 2e édition, considérable-
ment augmentée. 1895. 1 fort vol. in-8° raisin de 584
pages avec 32 figures dans le texte, br. . . .   15 fr.   »

MAUCHAMP (Dr E.). — **L'allaitement artificiel des
nourrissons par le lait stérilisé.** Conditions. pratique, résultats, indications. 1899. 1 vol. in-8° raisin de
662 pages avec 67 graphiques, broché. . .   12 fr.   »

SPILLMANN (Dr L.), ancien interne des hôpitaux de
Nancy, lauréat de la Faculté. — **Le Rachitisme.** 1900.
1 vol. in-8° raisin de 338 pages, avec atlas de 30 planches, dont 27 en phototypie et 3 en chromotypographie.
Le volume et l'atlas. . . . .   18 fr.   »

TALBERT, ancien inspecteur de la Direction municipale
des nourrices de la ville de Paris. — **Le Livre de la
mère.** Hygiène et maladies de la première enfance.
1886. 1 vol. in-12 de 142 pages. couverture illustrée.
broché . . . .   1 fr. 50
Il a été tiré 30 exemplaires numérotés sur papier Japon,
au prix de . . . .   5 fr.   »

XIII. — NEUROLOGIE ET PSYCHIATRIE

AMELINE (Dr M.). — **Énergie. Entropie. Pensée.**
Essai de psycho-physique générale basée sur la ther-
modynamique. 1898. 1 vol. in-8° raisin de 136 pages avec
4 figures, broché. . . . .   4 fr.

FLATAU (Dr Edward). — **Atlas du cerveau humain
et du trajet des fibres nerveuses,** avec une préface de
M. le professeur Mendel. 1894. 1 vol. grand in-4°, com-

prenant 8 planches en héliogravure et 2 planches en chromolithographie. . . . . 22 fr.

HERBET (Dr Henri), ancien interne lauréat, prosecteur des hôpitaux. — **Le Sympathique cervical.** Etude anatomique et chirurgicale. 1 vol. in-8° raisin de 256 pages avec 10 figures et 5 planches hors texte, broché. 7 fr.

KRAFFT-EBING (Dr Von), professeur de psychiatrie et de neuropathologie à l'Université de Vienne. — **Psycho-pathia sexualis.** Etude médico-légale, avec recherches spéciales sur l'inversion sexuelle. Ouvrage traduit de la 8e édition allemande par MM. EMILE LAURENT et SIGIS-MOND CSAPO. 1895. 1 fort vol. in-8° raisin de VIII-596 pages, broché. . . . . 15 fr.

LAUPTS (D^r). — **Perversion et perversité sexuelles.** Une enquête médicale sur l'inversion. Notes et documents. Le roman d'un inverti-né. Le procès Wilde. La guérison et la prophylaxie de l'inversion. Avec une préface de M. EMILE ZOLA. 1896. 1 vol. in-8° raisin de 372 pages, broché . . . . 6 fr.

LEGRAIN (Dr M.), médecin en chef des asiles d'aliénés de la Seine, secrétaire du Conseil supérieur de l'Assistance publique. **Des anomalies de l'instinct sexuel** et en particulier des inversions du sens génital. 1896. Broché. In-8, de 64 pages. . . . . 2 fr.

LUYS (Dr J.), membre de l'Académie de médecine, médecin de la Charité. — **Leçons cliniques sur les principaux phénomènes de l'hypnotisme** dans leurs rapports avec la pathologie mentale. 1890. 1 vol. in-8° raisin de XVI-228 pages avec 13 planches hors texte. . 12 fr.

MASSARY (Dr E. de), ancien interne des hôpitaux. — **Le tabes dorsalis.** Dégénérescence du protoneurone centripète. 1896. 1 vol. grand in-8° de 132 pages, broché . . . . 3 fr. 50

MOLL (Dr Albert). — **Les perversions de l'instinct génital.** Etude sur l'inversion sexuelle, basée sur des documents officiels avec préface du docteur Krafft-Ebing, professeur à l'Université de Vienne. Traduit de l'allemand par les docteurs PACTET et ROMME. Sixième édition. 1897. 1 vol. in-8° raisin de XLVI-318 pages. . . . . 5 fr.

POLLACK (Bernhard). — **Méthode de préparation et de coloration du Système nerveux.** 1900. Ouvrage traduit de l'allemand par M. NICOLAÏDI avec une préface de M. E. LAUNOIS, médecin des hôpitaux, professeur agrégé à la Faculté de médecine. 1 vol. in-8° carré de XIV-212 pages, broché . . . . 4 fr.

SOURY (J.), docteur ès lettres, directeur d'études à l'Ecole pratique des Hautes Etudes à la Sorbonne. — **Le système nerveux central.** Structure et fonctions. Histoire critique des théories et des doctrines. 1899. In-8° jésus de X-1868 pages avec 25 figures, cartonné à l'anglaise en 2 vol. . . . . 50 fr.

Relié en 1 vol. dos chagrin. . . . . 52 fr.

XIV. — DERMATOLOGIE

BROCQ (Dr L.), médecin de l'hôpital Broca-Pascal. — **Traitement des Dermatoses** par la petite chirurgie et les agents physiques. 1898. 1 vol. in-8° carré de 288 pages avec 18 figures, cartonné à l'anglaise . 6 fr.

SAUTON (Dr Dom). — **La léprose.** 1 vol. in-8° raisin de IV-496 pages avec 60 figures et 3 planches hors texte, cartonné à l'anglaise. . . . . 22 fr.

XV. — VÉNÉOROLOGIE

LANGLEBERT (Dr Ed.). — **Traitement des maladies vénériennes.** Conférences recueillies par le Dr Ph. MARÉCHAL, suivies d'une étude sur l'empoisonnement mercuriel lent. 1886. 1 vol. in-12 de 112 pages, broché. 2 fr.

SOUPLET (Dr Abel), ancien interne des hôpitaux. — **La blennorrhagie, maladie générale.** 1893. 1 vol. in-8° raisin de IV-140 pages. . . . . 4 fr.

XVI. — VOIES URINAIRES
ORGANES GÉNITAUX DE L'HOMME

PICARD (Dr Henri). — **Traité des maladies de la prostate et des vésicules séminales.** 1896. 1 vol. in-18 de 280 pages avec figures, relié maroquin .   5 fr.

XVII. — OPHTALMOLOGIE

COPPEZ (Dr H.). — **Des conjonctivites pseudo-membraneuses.** Histoire. Formes cliniques. Traitement. 1897. 1 vol. in-8° raisin de 242 pages, broché. . . . . 4 fr.

FUCHS (Dr E.), professeur ordinaire d'ophtalmologie à l'Université de Vienne. — **Manuel d'ophtalmologie.** Traduit sur la 5e édition allemande par les docteurs C. Lacompte et L. Leplat. 2e édit. 1897. 1 fort volume in-8° raisin de 860 pages avec 221 figures, cartonné à l'anglaise. . . . . 25 fr.

LAURENS (Dr G.), ancien interne des hôpitaux. — **Relations entre les maladies de l'oreille et celles de l'œil.** 1897. 1 vol. in-4° raisin de 176 pages, broché. . . . . 3 fr. 50

TSCHERNING (Dr), directeur adjoint du laboratoire d'ophtalmologie de la Sorbonne. — **Optique physiologique.** Dioptrique oculaire. Fonctions de la rétine. Les mouvements oculaires et la vision binoculaire. Leçons professées à la Sorbonne. 1898. 1 vol. grand in-8° jésus de 338 pages, avec 201 figures, broché . .   12 fr.

XVIII. — RHINOLOGIE. OTOLOGIE, LARYN-
GOLOGIE

BAYEUX (Dr R.), ancien interne des hôpitaux. — **La diphtérie,** depuis Arétée le Cappadocien jusqu'en 1894 avec les résultats statistiques de la sérumthérapie sur deux cent trente mille cas. — **Tubage du larynx**. Historique. Instrumentation technique. Séméiotique. 1899. 1 vol. in-8° raisin de 352 pages avec 14 figures et 2 planches hors texte, broché. . . . . 10 fr.

CASTEX (Dʳ A.), chargé du cours de Laryngologie, Rhinologie et Otologie à la Faculté de médecine de Paris, médecin adjoint à l'Institution nationale des sourds-muets de Paris. — **Maladies de la voix**. 1902. 1 vol. in-8° carré de 314 pages avec 46 figures et 1 planche en couleur. Prix . . . . 7 fr.

ESCAT (E.). — **Traité médico-chirurgical des maladies du pharynx**, naso-pharynx, oro-pharynx, laryngo-pharynx, avec une préface du Dʳ Luber-Barbon. 1 vol. in-8° carré de viii-576 pages avec 150 figures. . 16 fr.

HACK (Dʳ G.), professeur à l'Université de Fribourg-en-Brisgau. — **Affections du nez**. Du traitement radical opératoire de certaines formes de migraine, asthme, fièvre de foin, ainsi qu'un grand nombre de manifestations connexes. Traduit de l'allemand par le Dʳ Auguste Muller-Schirmer, de Mulhouse. 1887. 1 vol. grand in-8° de 166 pages. . . . . 6 fr.

LAURENS (Dʳ G.), ancien interne des hôpitaux. — **Relations entre les maladies de l'oreille et celles de l'œil**. 1897. 1 vol. in-8° raisin de 176 pages, broché. . . . . 5 fr.

XIX. — ODONTOLOGIE

XX. — PHYSIQUE, CHIMIE ET HISTOIRE NATURELLE MÉDICALES

BARRAL (Dʳ E.), professeur agrégé à la Faculté de médecine et de pharmacie de Lyon, docteur ès sciences. — **Résumé et Tableaux d'analyse qualitative miné-**

rale. 1898. 1 vol. in-8° de 14 pages et 5 tableaux, cartonné à l'anglaise. . . . . 2 fr.

BEAUREGARD (H.), professeur à l'École supérieure de pharmacie. — **Matière médicale zoologique.** Revisé par M. Coutière, professeur agrégé, chargé de cours à l'École supérieure de Pharmacie, avec une préface de M. d'Arsonval, professeur au Collège de France, membre de l'Institut. 1901. 1 vol. in-8° raisin de 396 pages, avec un portrait de l'auteur, 145 figures et 5 planches en couleur hors texte, broché. . . . 12 fr.

BUNGE (Dr), professeur de chimie biologique à l'Université de Bâle. — **Cours de Chimie biologique et pathologique,** traduit de l'allemand par le Dr Jacquet, assistant au laboratoire de pharmacologie expérimentale de l'Université de Strasbourg. 1891. 1 vol. in-8° raisin de viii-392 pages, broché. . . . . 12 fr.

GUÉRIN, professeur agrégé à la Faculté de médecine de Nancy. — **Traité pratique d'analyse chimique et de recherches toxicologiques.** 1893. 1 vol. in-8° raisin de vi-494 pages, avec 77 figures dans le texte et 6 planches en chromolithographie, broché. . . . 15 fr.

LANG (Arnold), professeur de zoologie et d'anatomie comparée à l'Université de Zurich. — **Traité d'anatomie comparée et de zoologie.** 1893-1898. Ouvrage traduit de l'allemand par G. Curtel, professeur agrégé de l'Université.

> Tome Ier : Protozoaires. Zoophytes. Vers. Arthropodes. 1893. 1 vol. in-8° raisin de 636 pages avec 384 figures, cartonné à l'anglaise . . . . . 22 fr.
>
> Tome II : Mollusques et Échinodermes. 1898. 1 vol. in-8° raisin de 578 pages avec 470 figures, cartonné à l'anglaise . . . . 22 fr.

Les 2 volumes pris ensemble . . . . 40 fr.

MAZÉ (P.), docteur ès sciences, préparateur à l'Institut Pasteur. — **Evolution du carbone et de l'azote dans le monde vivant.** 1879. 1 vol. in-8° écu de 110 pages, cartonné (*C. S.*). . . . . 2 fr.

XXI. — MATIÈRE MÉDICALE. PHARMACODYNAMIE

DULIÈRE (W). — **Cours complet de droguerie,** rédigé
conformément au programme du 30 novembre 1884-1889.
1 fort vol. in-8° raisin de 640 pages, broché. .   20 fr.

BRUNTON (Sir LAUDER), docteur en médecine et en
droit de l'Université d'Edimbourg. — **Action des médicaments.** Leçons de Pharmacologie et de Thérapeutique professées à l'hôpital Saint-Bartholomew. Traduit
de l'anglais par E. Bouqué et J.-F. Heymans, professeurs
à l'Université de Gand. 1 vol. in-8° jésus de 596 pages
avec 146 figures, broché. Prix . . . .   18 fr.

VÉGÉTARIEN (Un). — **Petits remèdes.** Notions d'hygiène et de thérapeutique végétale inoffensive. 1889.
1 vol. in-16 de 136 pages . . . .   2 fr.

XXII. — THÉRAPEUTIQUE GÉNÉRALE

FINSEN (Dr N.-R.), directeur du Medicinske Lysinstitut
de Copenhague. — **La photothérapie.** 1899. 1 vol.
in-8° carré de 112 pages avec 12 figures hors texte *(épuisé)*.

GRILLOT (Dr H.). — **Lutte contre la tuberculose.
Le Sanatorium français.** Sa possibilité, son organisation. 1 vol. in-8° raisin de 332 pages avec 57 figures
dans le texte et 3 planches hors texte, broché .   10 fr.

KNOPF (S.-A.). — **Les Sanatoria. Traitement et
prophylaxie de la phtisie pulmonaire.** 2e édition.
1 vol. in-8° jésus de 496 pages, avec 92 figures et planches hors texte, cartonné à l'anglaise. . . . . .   22 fr.

LUTZE (Dr Arthur). — **Manuel de l'homéopathie,** publié et revu par Paul-Arthur Lutze. 2e tirage. 1886.
Petit in-8° de 314 p.. br. . . . .   5 fr.

— **Petit Manuel de l'homéopathie,** contenant les notions essentielles sur ce nouvel art médical. 1886. 1 petit
vol. de 60 pages, broché. . . . .   1 fr. 50

PUJADE (D[r]). — **La cure pratique de la tuberculose,** précédée d'une lettre préface par E. BOIRAC, docteur ès lettres, recteur de l'Académie de Grenoble. 1900. 1 vol. in-8° couronne de xx-372 pages, broché . . . 3 fr. 50

RADOVICI (Dr J.-G.). — **Le climat des altitudes dans le traitement de la phtisie pulmonaire.** Action spéciale exercée sur l'hématopoïèse par l'air raréfié des altitudes. 1896. Brochure in-8° de 96 pages . 2 fr. 50

RIBARD (Dr E.). — **La tuberculose est curable.** Moyens de la reconnaître et de la guérir; instructions pratiques à l'usage des familles, avec préface du Dr MAURICE LETULLE, professeur agrégé à la Faculté de médecine de Paris, médecin en chef de l'hôpital Boucicaut. 2e édition. 1900. 1 vol. in-8° couronne de 171 pages avec 13 figures, dont une en couleur, et 6 planches hors texte . . . . 2 fr.

XXIII. — ÉLECTRICITÉ MÉDICALE — RADIOLOGIE

HÉBERT (A.), préparateur à la Faculté de médecine de Paris. — **La technique des Rayons X.** Manuel opératoire de la radiographie et de la fluoroscopie à l'usage des médecins, chirurgiens et amateurs de photographie. 1897. 1 vol. in-8° carré de 136 pages avec 25 gravures et 10 planches hors texte, cartonné à l'anglaise (*B.S.*) 5 fr.

VILLARD, docteur ès sciences. — **Les rayons cathodiques.** 1900. 1 vol. in-8° écu, de 118 pages avec 48 gravures, cartonné (*C. S.*) . . . . 2 fr.

XXIV. — SÉROTHÉRAPIE — OPOTHÉRAPIE

LANDOUZY (Dr L.), professeur de clinique médicale à la Faculté de médecine de Paris, médecin de l'hôpital Laënnec, membre de l'Académie de médecine, — **Les Sérothérapies.** Leçons de Thérapeutique et Matière médicale professées à la Faculté de médecine de l'Université de Paris. *Sérothérapie générale. Sérothérapie pré-*

*ventive du tétanos. Sérothérapie antivenimeuse. Séro-
thérapie antistreptococcique. Sérothérapie antidiphtérique : traitement du croup. Sérothérapie des maladies
infectieuses: peste, syphilis, tuberculose. Sérothérapie
artificielle : tuberculine. malléine.* 1898. 1 vol. in-8°
jésus de xvi-530 pages avec 27 figures dans le texte et
une planche en couleur hors texte. cartonné à l'anglaise . . . . 20 fr.

XXV. — HYDROLOGIE ET CLIMATOLOGIE

*ANNALES D'HYDROLOGIE ET DE CLIMATOLOGIE
MÉDICALES* (Organe officiel de la Société d'hydrolo-
gie médicale). 4° année. Directeur scientifique : A. Robin,
de l'Académie de médecine. Rédaction : Dr R. Durand-
Fardel, secrétaire de la Société d'hydrologie. et
Dr G. Baudoin. ancien interne des hôpitaux. Revue men-
suelle in-8° carré.
Abonnements : France. . . . . 10 fr.
     —   Union postale. . . . . 12 fr.
Les abonnements partent de janvier.
La collection complète à ce jour comprend 4 vol. au
prix de 12 fr. l'un.

RADOVICI (Dr J.-G.). — **Le climat des altitudes dans
le traitement de la phtisie pulmonaire.** Action spéciale exercée sur l'hématopoïèse par l'air raréfié des altitudes. 1896. Brochure in-8° de 96 pages . . . . . 2 fr. 50

XXVI. — MÉDECINE LÉGALE ET TOXICOLOGIE

BOSC (Dr L.). — **La responsabilité médicale** au point
de vue judiciaire, 1897, Broch. in-8° raisin de 72 pages.
                                      2 fr.

BRUNEAU (Dr P.).— **Empoisonnement par le gaz de
l'éclairage.** Recherches sur les propriétés physiologiques du propylène (avec 15 tracés et 2 figures). 1885.
Brochure in-8° de 96 pages . . . . 3 fr.

COUTIÈRE (H.), docteur ès sciences, professeur agrégé à l'école supérieure de pharmacie de Paris. — **Poissons venimeux et poissons vénéneux.** Venins, toxalbumines du sérum et des organes. Toxines microbiennes d'infection et de putréfaction. 1899. 1 vol. in-8° raisin de 222 pages, broché . . . . 7 fr.

GUÉRIN, professeur agrégé à la Faculté de médecine de Nancy. — **Traité pratique d'analyse chimique et de recherches toxicologiques.** 1893. 1 vol. in-8° raisin de vi-494 pages avec 77 figures dans le texte et 5 planches en chromolithographie, broché . . 15 fr.

LEUBA (F.). — **Les champignons comestibles et les espèces vénéneuses,** avec lesquelles ils pourraient être confondus, décrits et peints d'après nature. 1890. 1 beau vol. in-4°, cart. à l'angl., contenant 120 pages de texte et 54 superbes planches en chromolithographie . . . . 4 fr.

XXVII. — ÉPIDÉMIOLOGIE, MÉDECINE PUBLIQUE ET HYGIÈNE

CHIVÉ (A.). — **Des empoisonnements atmosphériques.** - Épidémie diphtérique intermittente de quatorze mois de durée. 1886. In-8° de 36 pages avec une carte hors texte, broché. . . . . 1 fr. 50

DELAMARE (Dr M.), médecin-major de l'École militaire de l'artillerie et du génie. **Précis de Prophylaxie pratique.** 1894. 1 vol. in-8° raisin de xvi-310 pages, broché. . . . . 5 fr.

FERRAN (Dr Don Jaime). — **Le choléra.** La vaccination cholérique, les délégations scientifiques en Espagne, par le Dr Duhoureau. Portrait du Dr Ferran. Planche représentant le *Peronospora Ferrani*. 1 vol. in-8° raisin de 180 pages, broché. . . . . 2 fr. 50

FIAUX (Dr L.), ancien membre du Conseil municipal de Paris. — **Les Maisons de tolérance :** leur fermeture. 2e édition, broché. . . . . 3 fr. 50

GRELLETY (Dr L.) (de Vichy). — **Des précautions hygiéniques et prophylactiques à prendre contre la fièvre typhoïde.** 1883. Brochure in-8° de 22 pages. . . . . o fr. 75

GRILLOT (Dr H.). — **Lutte contre la tuberculose. Le Sanatorium français.** Sa possibilité, son organisation. 1901. 1 vol. in-8° raisin de 332 pages avec 57 figures dans le texte et 3 planches hors texte, broché. . . . . 10 fr.

KNOPF (Dr). — **La tuberculose considérée comme maladie du peuple.** Des moyens de la combattre. 1 vol. in-8° couronne de 94 pages avec 18 figures en noir et en couleur. Traduit et annoté par le docteur G. Sersiron, lauréat de l'Académie et de la Faculté de médecine de Paris. Préface de M. le professeur Brouardel, membre de l'Institut. . . . . o fr. 50

LANDOUZY (Dr L.), professeur de clinique médicale à la Faculté de médecine de Paris, médecin de l'hôpital Laënnec, membre de l'Académie de médecine, et SERSIRON (Dr G.). lauréat de l'Académie et de la Faculté de médecine de Paris. **Armement antituberculeux.** Protection et défense (prophylaxie) des menacés ; cure (traitement) des atteints de tuberculose, maladie de misère, contagieuse, évitable, curable. Une carte jésus *in-plano* (55×72). 1901. Prix. . . . . 1 fr. 50

LEGRAIN (Dr M.), médecin en chef des asiles d'aliénés de la Seine, secrétaire du Conseil supérieur de l'Assistance publique. — **Dégénérescence sociale et alcoolisme.** Hygiène et Prophylaxie. Préface de M. J.-C. Barbier, premier président honoraire de la Cour de cassation, président de la Commission de surveillance des asiles publics d'aliénés de la Seine. 1895. 1 vol. in-8° de xxxvi-256 pages. Prix. . . . . 3 fr. 50

LA LUTTE ANTITUBERCULEUSE, *Bulletin mensuel* des Sanatoriums populaires et des Sociétés de bienfaisance fondés en France pour la lutte contre la tuberculose et l'assistance aux tuberculeux pauvres.

Collaborateurs : MM. Armaingaud, Dupeux, Durand, Mongour (Bordeaux) ; Vaudremer (Cannes) ; Ausset (Lille) ; Denance, Pilate, Beaurieux (Orléans) ; Poix (Le Mans) ; Frottier (Le Havre) ; Arloing, Dumarest, Guinard (Lyon) ; Spillmann, Haushalter (Nancy) ; Halipré, Nicolle (Rouen) ; Landouzy, Plique, Letulle, Merklen, Faivre, Romme. Le Gendre, Ribard, A.-J. Martin, Faisans, Jacquet, Gouel (Paris) : *Directeurs :* MM. les docteurs Sersiron et Dumarest.

Prix de l'abonnement annuel : France. . . . . . 5 fr.
— — Étranger. . . . 6 fr.

MIQUEL (Dr P.), docteur ès sciences, chef du service micrographique à l'observatoire de Montsouris. — **De la désinfection des poussières sèches des appartements au moyen des substances gazeuses et volatiles.** 1895. 1 vol. in-8° raisin, 192 pages, broché . . . . 4 fr.

NUTTAL (George H.-F.). — **Rôle des Insectes, des Arachnides et des Myriapodes** dans la transmission et la dissémination des maladies bactériennes et parasitaires de l'homme et des animaux. Étude critique et historique. Traduit de l'anglais par le Dr Levrier, médecin de 1re classe des Colonies. 1er et 2e fascicules in-18 jésus d'ensemble 240 pages. . . . . 6 fr.

RIBARD (Dr E.). — **La tuberculose est curable.** Moyens de la reconnaître et de la guérir ; instructions pratiques à l'usage des familles. Avec préface du Dr Maurice Letulle, professeur agrégé, médecin en chef de l'hôpital Boucicaut. 1900. 2e *édition.* 1 vol. in-8° couronne de 173 pages avec 13 figures dont une en couleur et 6 planches hors texte. . . . . 2 fr.

TRIBOULET (D^r), médecin des hôpitaux, et MATHIEU (D^r), médecin des Bureaux de Bienfaisance. — **L'Alcool et l'alcoolisme.** — Notions générales. Toxicologie. Physiologie. Pathologie. Thérapeutique. Prophylaxie. 1900. 1 vol. in-8° carré de 253 pages, cartonné à l'anglaise. (*B. S.*) . . . . 5 fr.

TRILLAT (A.), expert-chimiste au tribunal civil de la

Seine. — **La Formaldéhyde** et ses applications pour la désinfection des locaux contaminés. 1896. 1 vol. in-8° raisin de VIII-127 pages avec 3 gravures, broché.　3 fr.

VILLAIN (L.), médecin-vétérinaire, chef du service de l'Inspection de la boucherie de Paris. — **Les odeurs et les couleurs des viandes** dans l'état sain et dans l'état de maladie. 1889. Broch. in-8° de 32 pag.　1 fr. 50

VILLAIN (L.), médecin-vétérinaire, chef du service d'Inspection de Paris, et BASCOU (V.), contrôleur du service. — **Manuel de l'inspecteur des viandes.** 1890. 2ᵉ édition, revue, corrigée et augmentée, précédée d'une préface par le docteur PROUST, professeur à la Faculté, membre de l'Académie de médecine. 1 vol. in-8° raisin de VIII-632 pages avec 67 figures en noir et en couleur et 13 planches en chromotypographie. Broché. . . . . 20 fr.

VILLAIN (L.), chef du service d'Inspection de la boucherie de Paris. — **La viande saine**, moyen de la reconnaître et de l'apprécier. Conférences pratiques faites aux Halles centrales de Paris. 1892. 1 vol in-8° écu de 134 pages avec 23 figures dans le texte, broché. . . . . 3 fr.

VILLAIN (L.), chef du service d'Inspection de la boucherie de Paris. — **La viande malade**, moyens de la reconnaître. 1894. 1 vol in-8° écu de 168 pages, broché. . . . . 3 fr.

XXVIII. — PATHOLOGIE EXOTIQUE

TREILLE (Dʳ). — **Principes d'Hygiène coloniale.** 1899. 1 vol. in-8° carré de 272 pages, cartonné à l'anglaise (*B. S.*). Prix. . . . . 5 fr.

ÉVREUX, IMPRIMERIE DE CHARLES HÉRISSEY